丸い背中がピンと伸びる!

一生歩ける「寝たまま筋トレ」

藤縄 理
Osamu Fujinawa

PHP

はじめに

高齢者が寝たきりになる原因はいくつかあります。脳卒中や認知症など内科的疾患はもちろん多いのですが、実は骨折も原因の上位に挙げられます。

そこには加齢による筋肉の減少が大きくかかわっていて、骨折しないまでも、家のまわりや室内で転んでケガをして救急搬送されるという事例は頻繁に起こっています。高齢になると骨密度も低下しているので、「ちょっと転んだだけ」が思わぬ骨折につながってしまいます。

転ぶ理由のひとつには、つまずきやすくなるということが挙げられます。足首の関節の動きが悪くなったり、つま先を上げる筋肉が弱くなったりするのです。若い頃ならとくに意識しなくてもつま先はしっかり上がっていたのに、今は上げているつもりなのに上がっていないということも。

私自身もウォーキングやジョギングをしているとき、ほんのちょっとした、段差ともいえないようなところ、たとえば歩道のタイルが1㎝ぐらい浮いている程度のところでつまずくことがあります。逆に、もっと大きな段差なら大丈夫なのですが……。

けれどお年寄りにとってはそういうところが危ない。室内ならカーペットの縁とかもそうですね。若い人にとっては何でもないところで転倒して、そこから寝たきりにつなげないためには、やはり筋肉の力を鍛えて強くすることです。

私は大学で理学療法を教える傍ら、長年にわたって地域の高齢者への健康指導も行なってきました。その経験の中で、継続して習慣的に運動を行なっている人は、高齢になっても体力や運動能力を維持し、さらに向上できることを知りました。筋力を維持・増強することで、生活の質（ＱＯＬ）を維持し、多くのお年寄りが健康で元気よく日常生活を送っておられます。

本書では、こうした地域の健康指導で取り組んできた運動をもとに、高齢者でもラクに安全に取り組むことができる、寝たまま行なう筋トレやストレッチを紹介しています。

寝たきりにならないために、まずは日々を元気よく活動的に過ごすために、毎日の暮らしの中に「寝たまま筋トレ」を取り入れてみませんか？

丸い背中がピンと伸びる！　一生歩ける「寝たまま筋トレ」もくじ

第1章　健康寿命は筋肉で決まる

第2章

「寝たまま筋トレ」ってすごい！

第3章 「寝たまま筋トレ」をはじめましょう

筋トレをはじめる前に

準備運動

筋肉を鍛える運動

第4章 筋力を低下させない日常生活のヒント

日常的な運動量を保つ

第1章

健康寿命は筋肉で決まる

「寝たきり」になる原因を知っていますか？

加齢とともに筋肉は減っていく

何でもないところでつまずいたり、階段の上り下りがしづらくなったり、片足立ちで靴下をはこうとしてふらついたり……。日常生活の中でしばしば出合う、若い頃にはなかった不調の大きな原因は、筋肉の衰えです。

筋肉は、加齢とともに減っていきます。これは自然な現象です。そして、筋肉の減少に伴って、筋力も低下していきます。これを老化現象だからとか、歳をとったから仕方がないといって放っておくと、日常生活に支障をきたすことにもなりかねません。

筋肉が減り、筋力が低下すると、私たちの生活にはどのようなことが起こるでしょう。脚の筋力が低下すれば、脚を上げ、前へ運ぶ力が弱まって、小さな段差につまずいたり、ゆっくりとしか歩けなくなる。腹筋や背筋の力が弱くなると、起き上がったり立ち上がったりするのがつらくなるほか、姿勢を保ちにくくなり、背中や腰が曲がる要因にもなります。また握力が弱くなると、重い荷物を持つのが大変になるだけでなく、ペットボトルのキャップが開けられなくなるということもあります。

こうして挙げただけでも、日々の生活の質＝ＱＯＬ（Quality Of Life）が低下するのが容易に想像できますね。掃除や洗濯、食事づくりに買い物など、普段の家事も、しづらくなっていきます。

サルコペニアとロコモティブシンドローム

近頃、「サルコペニア」や「ロコモ」という言葉を耳にすることがありませんか。どちらも、加齢などによる筋肉の減少が大きくかかわる体の状態で、中高年、とくにシニア世代に多く見られ、注意が必要です。

●サルコペニア

加齢や疾患によって筋肉量が減少し、全身の筋力や身体機能が低下している状態。ギリシア語で筋肉を表す「Sarx（サルコ）」と喪失を表す「Penia（ペニア）」を組み合わせた言葉です。

サルコペニアになると日常の動作が行ないづらくなり、バランス感覚が悪くなって転倒や転落、それによる骨折などのリスクが高まります。

また糖尿病や、肺炎などの感染症の発症リスクも高まるとされています。

●ロコモティブシンドローム（ロコモ）

骨や筋肉、関節、神経など、体を動かすための組織や器官（運動器）に障害が生じることによって、立ったり歩いたりといった移動機能が低下した状態。

家の中でつまずいたりすべったりする。手すりがないと階段を上れない。青信号の間に横断歩道を渡りきれない。このようなことが多くなり、症状が進行すると、自分の足で歩けなくなって介助が必要な状態になってしまうことも。

筋肉の減少によって体のさまざまな機能が低下することで、日常生活の中での活動量が低下します。外出するのもおっくうになって家に閉じこもりがちになり、さらに活動量が減ることでエネルギー消費量も減少。食欲が落ちて栄養摂取量が減り、さらに筋肉量の減少につながっていくという悪循環に陥ってしまいます。

そしてやがて、起き上がったり室内を移動したりするのも大変になって、要介護の状態に……。

つまり、筋肉の減少から始まる「サルコペニア」も「ロコモ」も、「寝たきり」につながる大きな原因なのです。

転んで骨折から寝たきりに？

高齢者が要支援・要介護になる原因として、認知症や脳血管疾患（脳卒中）を思い浮かべることが多いと思います。厚生労働省の令和元年国民生活基礎調査を見ると、支援、介護が必要となったおもな原因として認知症、脳血管疾患（脳卒中）に続き「骨折・転倒」が挙げられています。

実際、転倒してケガをする高齢者の数は多く、東京消防庁のデータによれば、日常生活における事故により救急搬送される人の半数以上が、65歳以上の高齢者です。そして、その約8割が転倒による事故となっています。また、転倒事故の発生場所は、住宅などの屋内が5割以上。なかでも「居室・寝室」で、最も多く発生しています。

とくに注目したいのは、転倒により救急搬送された高齢者の約4割が、入院が必要な中等症以上と診断されていること。若い人なら打撲程度で済むかもしれない室内での転倒が、高齢者の場合は、入院生活につながってしまうことが多いということです。骨折する人も少なくありません。

高齢者が転倒してケガをしたり骨折したりして、ベッドで過ごす時間が増えると、それでなくても減少してきた筋肉がさらに痩せることになります。リハビリにも時間がかかりますし、何よりも、寝たきりになる危険性が高まってしまいます。

寝たきりにならないためのポイントは、筋肉です。「サルコペニア」や「ロコモ」を予防し、転倒したり病気にかかったりするリスクを下げる。いつまでも元気でいるためには、筋肉を鍛えることが必要なのです。

筋肉と健康寿命の関係

筋肉量の多い人は長生き!?

筋肉についての研究は、さまざまな角度と視点から行なわれています。そうした中で最近、筋肉量が多い人ほど、また十分な筋肉量が維持できている人ほど、病気になりにくく、長生きする傾向にあるのではないかということがわかってきました。

75歳以上の高齢者の、歩くスピードと10年後の生存率を調べた研究もあります。それによると、歩行速度が速い人は、遅い人に比べて生存率が高くなるそうです。速く歩くためには一定程度の筋肉量が必要とされます。ここでも、筋肉量が多い人ほど長生きできることがわかります。

筋肉はたくさんの筋繊維からできています。筋繊維の束ですね。筋肉がつく、というのは、一本一本の筋繊維が強く太くなることを表します。逆に、筋肉が落ちるというと、筋繊維が痩せて細くなった状態を指します。筋肉量が多い少ないというのは、筋繊維の数が増えたり減ったりするのではなく、体積が増えたり減ったりするのをイメージしていただくとわかりやすいかもしれません。

健康長寿にとってとても重要な筋肉ですが、残念ながら加齢とともにどんどん衰えていきます。筋肉は20歳ぐらいまで成長を続け、その後、筋肉量は少しずつ減少していきます。とくに、30代から50代の頃に運動などを何もしないでいると、筋肉量が急激に減少してしまう可能性も指摘されています。

最も成長著しい20歳前後に比べると70歳前後の筋肉量は、なんと、男女とも約30％も減少してしまいます。そのうえ、重量の低下だけでなく、筋肉そのものも弱くなっていきます。

ただ、うれしいことに、筋肉量は何歳になっても増やすことができます。体が動く今から、適度で適切なトレーニングをして筋肉を鍛え、まずは速くしっかり歩くことを目指したいもの。長く健やかに生きる日々は、今日からはじめることができるのです。

知っておきたい、筋肉のこと

立つ、座る、歩く、姿勢を維持する。日常生活の基盤となる動作には、筋肉の働きが大きく作用しています。骨と関節をコントロールして、体を動かしたり姿勢を保ったりしているのは筋肉です。それだけでなく、内臓や血管を動かして、呼吸運動や消化運動にも働きかけます。

私たちが日々の生活を送るうえでとても重要な働きをしながら、筋肉痛になったときなどを除けば、ほとんど意識することのない筋肉。それは体の中で、どんな役割をもっているのか見ていきましょう。

●筋肉の種類

筋肉はその構造や役割によって、大きく３つに分けられます。

①骨格筋

腕や脚の筋肉、腹筋、背筋など、全身に６００以上ある筋肉。体を動かしたり、姿勢を保ったりする役割をもっています。自分の意思で自由に動かせる随意筋で、運動により増やすことができます。

骨格筋は収縮スピードが遅く、長時間にわたって力を維持することができる遅筋と、収縮スピードが速く、瞬発的に大きな力を出すことができる速筋に分類することができます。前者は歳をとっても衰えにくく、後者は20歳前後から急速に衰えていきます。

本書で取り上げている筋肉は、おもに骨格筋のことです。

②平滑筋

内臓や血管の壁にある筋肉。胃や腸を動かしたり、血管を伸び縮みさせて血液を運んだりする働きがあります。自分の意思で動かしたり止めたりできない不随意筋です。

③心筋

心臓だけにある筋肉で、心臓の各部屋の壁をつくり、心臓を動かします。自分の意思とは関係なく、一生の間、膨らんだり縮んだり、規則正しく働き続けます。

●筋肉の役割

体を支える、体を動かすなど、私たちが意識することができる骨格筋の働きを中心に見ていきましょう。

◆体を支える、動かす

骨と骨をつなぐ骨格筋が伸び縮みし、関節を安定させることにより、立つ、座る、歩くなどの動作を正常に行なうことができます。また、重力にあらがって正しい立ち姿勢を保つのも、骨格筋の仕事です。

◆熱をつくる、代謝を上げる

筋肉が熱を発生することで、体温がつねに36～37度に保たれるようになっています。熱を発生するために、筋肉は安静時にも糖質や脂質といったエネルギーを消費。ここで消費されるエネルギーを基礎代謝といいます。筋肉が多いほど基礎代謝が上がり、少ない運動量でも脂肪がつきにくくなることから、筋肉量を増やすことは生活習慣病の予防にもつながるとされています。

◆エネルギーを貯蔵する

食事により摂取した糖は肝臓と筋肉にため込まれます。運動時には筋肉に貯蔵された糖がエネルギーとして使われます。

筋肉が減ると糖を貯蔵し、利用できなくなるため、血糖値のコントロール力が低下し、糖尿病につながりやすくなるとされています。

◆**免疫力を上げる**

筋肉内に多く蓄えられているグルタミンは、リンパ球などの免疫細胞を活性化します。筋肉が減ると肺炎などの感染症にかかりやすくなるとされる理由です。

◆**骨を強くする**

筋肉が動くと、骨は刺激を受けます。その結果、骨密度が増し、骨は丈夫になっていきます。筋肉を動かさないと、骨粗しょう症を招きやすくなります。

◆**ホルモンを産生する**

筋肉や骨の形成や再生、抗炎症作用、糖質や脂質の代謝への関与、心筋細胞や血管内皮細胞の保護など、骨格筋が産生するホルモンには多くの働きが認められます。

◆**水分を蓄える**

筋肉には、人の体の中で最も多くの水が蓄えられています。つまり筋肉が少ない人は体内に水をためておくことが難しく、脱水症状を起こしやすくなるということ。高齢者にとって筋肉量の減少がもたらすリスクは、こんなところにもあるのです。

◆衝撃を吸収する

骨や内臓、血管などを外部の衝撃から守ります。

筋力と持久力を鍛えましょう

世界有数の長寿国である日本は、同時に超高齢化が進む国でもあります。平均寿命の長さは誇るべきものですが、もうひとつ、あわせて知っておきたいのが健康寿命です。

介護を受けたり寝たきりになったりせずに日常生活を送れる期間を示すのが健康寿命で、平均寿命との間に10年前後の差があります。厚生労働省の２０１６年の調査では、男性で８・84年、女性で12・35年の差が報告されています。

つまり、長寿であっても、必ずしも健康な状態で長生きできるわけではないのです。

歳をとっても支障なく体を動かすことができ、健康的に制限なく日常生活を送るために筋肉が重要であることは、先にお話ししたとおりです。そのために、体が動く今から、筋肉を鍛えていってほしいと思います。

もちろん、筋肉ムキムキのマッチョを目指す必要はありません。アスリートのように、スポーツのパフォーマンスを上げるために特定の筋肉を鍛えるものでもありません。

これまでとくに運動やトレーニングをしてこなかった中高年世代の方には、筋肉の量を増やすことよりも、筋力と持久力を鍛える運動をおすすめします。筋繊維を太くして筋肉の体積を増やすような、大きな負荷をかける筋トレをしなくても、軽い運動を続けることで今まで使われていなかった筋肉に作用し、本来の機能が働きはじめるからです。

筋肉がそれほど発達しなくても、筋肉を動かす神経系がうまく働いて活発になれば、筋力はついてきます。そして、どれだけ長く歩けるか、いろいろな動作をしても疲れない、というような持久力を高める運動に主眼を置いてください。とくに高齢になれば、瞬発力よりも持久力こそ大事になってきます。

「サルコペニア」や「ロコモ」にならないために、身近な場所で転倒してケガや骨折をしないように、いつまでも元気でいるために筋肉を鍛える。そうして、日常生活に制限のない日々を実現していただくのが、本書の狙いです。

毎日の筋トレをとおして、寿命＝健康寿命を目指しましょう。

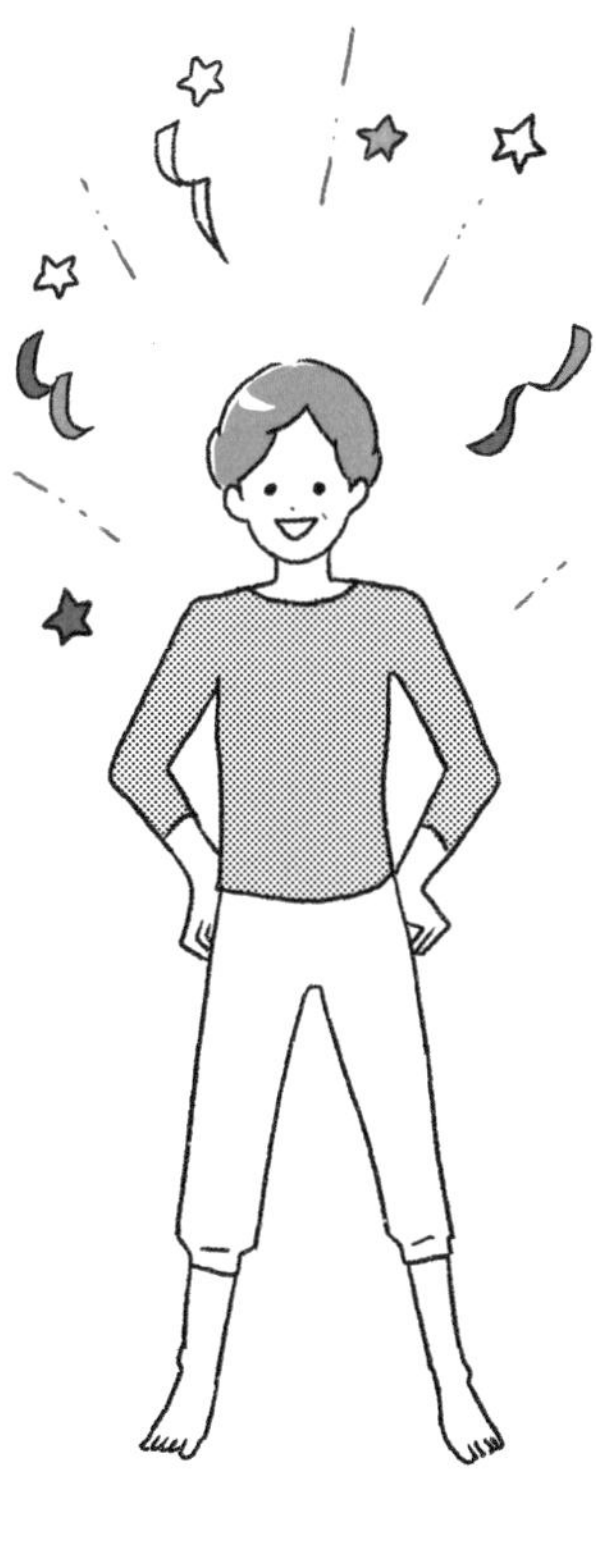

column

【心拍数と運動量のよい関係】

持久力を鍛えるためには、20～30分のトレーニングが必要とされています。20分ぐらい動かないと、持久的な機能が出てこないからです。

では、どのぐらいの運動を20分以上すればいいのでしょう。一般的には、その人が酸素を取り込む最大能力の60％が使われるぐらいの負荷で、心拍数を目安にします。心拍数の最高を200として、その60％は120。持久力を鍛えるには、心拍数が120ぐらいに上がる程度の運動を20分以上行なうということになります。

ちょっと汗をかくぐらい、というのも目安になります。仲間とウォーキングをするときに軽くおしゃべりしながらできるぐらいが、だいたい60％になります。普段まったく運動をしない人なら、ちょっと速めに歩いたぐらいで心拍数120ぐらいにはすぐに上がってしまいます。これなら、家事の合間にストレッチをしたり、本書で紹介する筋トレを続けたりすることでも、持久力を鍛えられそうですね。

70歳以上の方なら、心拍数の目安を少し低めの100とか110に設定します。トレーニングの最初の頃は、どれぐらい運動すれば息切れしたり心臓がドキドキするかを確認して心拍数や脈拍数を測り、自分の体に最適な運動量をチェックしてみることをおすすめします。

第2章

「寝たまま筋トレ」ってすごい！

そもそも「寝たまま」で効果はあるの？

安全に無理なく行なうベストな体勢が「寝る」

本書で紹介するのは、「寝たまま」で行なう筋トレです。

「『寝たまま』なんてラクな体勢で効果があるの？」

「そもそも『寝たまま』運動できる？」

疑問に思われるのも当然でしょう。しかし寝たままでやるトレーニングはたくさんあります。本格的なトレーニングにも、寝た体勢でやるものがいろいろあります。そして、寝た体勢で鍛えるほうが向いている筋肉もあります。

たとえば腹筋を鍛えたり、背筋を鍛えたりする筋トレには、寝た体勢で行なうものが多くあります。ほかにも腕や脚、腰周りやお尻周り、肩周りの筋肉は、寝た体勢での軽い抵抗運動などでかなり鍛えられます。

スポーツジムなどでも、仰向けに寝てダンベルを持ち上げたり、うつ伏せでおもりを引き上げたりなど、寝て行なうエクササイズがいろいろありますね。寝た体勢のほうが鍛えるのに適している筋肉と、そうでない筋肉があるのです。

腹筋や背筋は、寝たり起きたり立ち上がったり、またよい姿勢を保つために必要な筋肉です。これは、寝た状態で十分に鍛えることができます。逆に、スポーツジムなどに出掛けて器具を利用するのでなければ、立った状態で腹筋や背筋を鍛えるのはなかなか難しいと思います。

そして、メリットもたくさんあります。

◆転倒する心配がなく安全

何よりもまず安全です。横たわった状態ですから、転倒する心配がありません。足腰が弱ってきた高齢の方も転ぶ心配をせず、リラックスした状態でトレーニングできます。

◆姿勢が安定する

体を床面で支えることによって、姿勢がしっかりと整った状態で効果的にトレーニングを行なえます。

◆リラックスできる

姿勢を保とうとしたり、足を踏ん張ったりするとき、体のあちこちの筋肉は緊張しています。筋肉に余計な力が入った状態で運動すると、思わぬケガにつながりかねません。寝たままなら体はもちろん、気持ちもゆったりリラックスできますね。

◆気軽にできる

高齢の方でも無理なくラクに実践できる運動ばかりを取り上げています。毎日気軽に続けられることも、効果が生まれる理由のひとつです。

起きて、立って、歩いて……というのが、私たちにとって重要な活動です。こうした基本的な動作を、何歳になっても支障なく行なえるようにしたいもの。そのために必要な筋肉を、「寝たまま筋トレ」で鍛えていきましょう。

大切なのは、体を支える深部の小さく短い筋肉群（インナーマッスル）と、表層にあって体を動かす大きく長い筋肉群（アウターマッスル）を、バランスよく鍛えていくこと。それは、寝て行なう筋トレでも立って行なう筋トレでも同じです。

寝たままで安全に、ラクに、しかも効果が生まれる運動を続けることで、最終的には、立ってトレーニングができるようになり、日常的な生活動作のパフォーマンス向上に結びつけていければと思います。

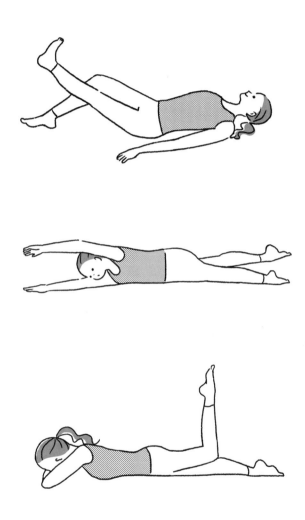

深部筋と表層筋のバランストレーニング

体を支え、よい姿勢を保つために大切なのは、体の深部にある筋肉です。本書で紹介する筋トレは、この深部筋を鍛える運動が中心になっています。

ただし目標としたいのは、加齢とともに衰えがちな筋肉を鍛えて筋力を維持し、さらに強くしなやかに筋力を発揮して、毎日、元気よく生活できるようにすることです。ですから、体を動かすために重要な、体の表層にある大きな筋肉を鍛えて柔軟性をつける運動も加えています。四つ這《ば》いで腕や脚を上げたり、立ってももを上げたりするなど、寝たままではない運動です。これは、いわば〝仕上げ〟の運動なのです。

寝た体勢で深部筋を鍛え、体を起こし、立ち上がって、体をバランスよく動かすための表層筋を鍛える。日常生活動作の向上につながるよう、「寝たまま筋トレ」は、このような流れで行なってほしいと思っています。

ただ、表層筋を鍛える運動を行なうときにも、深部筋をあわせて鍛えることができます。むしろ、深部筋を意識することを、つねに心に留め置いてほしいところです。

具体的には、下腹（おへその下あたり）とお尻に少し力を入れ、背すじを伸ばす、ということです。

下腹とお尻に力を入れてキュッと締めることで、腹横筋《ふくおうきん》と骨盤底筋《こつばんていきん》に作用します。背すじを伸ばしていくと、背中の多裂筋《たれつきん》や回旋筋《かいせんきん》という深部の筋肉が刺激されます。また、腹式呼吸を行なうことができれば、腹横筋や腹斜筋《ふくしゃきん》など深部の腹筋を鍛えることができます。胸のほうもしっかりと緊張しますね。

大切なのは、どの運動をするときも、下腹とお尻に力を入れる、背すじを伸ばす、ということを意識すること。腹筋を鍛える運動なら、最初に少し下腹を締めて、深部を働かせてから体を起こす。背筋なら、ちょっとお尻をすぼめて、グッと背すじを伸ばしてから、腕を上げたり体を起こしたりするといいでしょう。

ひとつひとつの運動を行なうときだけでなく、日々の日常的な行動の中でも、下腹に力を入れる、お尻をすぼめる、背すじを伸ばすことを取り入れてもいいかもしれませんね。健康な筋肉のための基本形、下地づくりです。

何歳からでも筋肉は強くなる！

運動による刺激が筋肉増強のヒミツ

第1章でもお話ししましたが、筋肉は加齢とともに減少していきます。しかし、トレーニングを行ない、使い続ければ、高齢になっても筋肉を増やすことはできるのです。

その理由のひとつが、筋肉が生まれ変わるスピードの速さ。筋肉は水分を除くとほとんどがタンパク質からできています。骨や関節が年単位の時間を必要とするのに対し、筋肉のタンパク質はつねに分解と合成をくりかえし、数カ月ですべてが入れ替わるといわれています。そして、このタンパク質代謝は身体活動の影響を受けやすく、どのぐらい運動しているかが筋肉の増減に直接つながるのです。

運動の刺激が少ないと筋肉のタンパク質はどんどん分解されて合成を上回

り、結果として筋肉が減少します。お年寄りが転倒、骨折をして入院すると、筋肉を使わないので、筋肉は減少。すると自力での移動が困難になって寝たきりとなり、さらに筋肉の減少が進んでいきます。そんな悪循環に陥ってしまうのです。

逆に運動して筋肉に刺激を与えると、筋肉のタンパク質の合成が分解を上回り、筋肉は太く強くなっていきます。

骨と同じように筋肉も、古い組織が壊されて新しい組織が生まれます。ところが新しい組織は、その人に必要な最低限の分しかできません。もっとつくろうとするなら、それなりのトレーニングが必要になるわけです。

そこで筋トレの出番です。もちろん若い世代に比べると筋肉はつきにくいかもしれませんが、筋トレをすることで何歳になっても筋肉を増やすことができるのです。筋トレに加えて、食事から良質のタンパク質を十分に摂取することもお忘れなく。

大切なのは日常生活を健やかに送るための筋肉づくり

何歳になっても筋肉増強は可能です。とはいえ、あまり高齢になってから筋肉ムキムキを目指すというのは、おすすめできません。そのためには強い負荷を筋肉にかける必要がありますし、ケガや体調悪化につながりかねません。寝たきりにならないための筋トレが原因で寝たきりになってしまっては、まさに本末転倒です。

余談ですが、女性の場合は女性ホルモンがかかわって表層に脂肪がついているので、筋肉がついてもあまり目立ちません。

中高年世代に必要なのは、日常生活を支障なく送るための筋肉の健やかさです。立つ、座る、歩く、姿勢を保つといった基盤となる動作が問題なくでき、少し速めの速度でキビキビ歩ける。そのための筋肉を鍛えていきましょう。

大切なのは筋肉の量に限らず、筋肉の力。筋力です。そして、軽い運動を続けるための持久力。筋トレをとおして筋肉を鍛え、使い、そうした力をつけていきましょう。

高齢者が絶対にやってはいけない筋トレは？

一人ひとりの現状に合わせた運動を

まず大切なのは、けっして無理をしないことです。

年齢や男女の違い、筋肉の状態、筋力の強さ、体の柔軟性、体型や姿勢、腰や背中の曲がり具合、これまでの筋トレやストレッチなど運動経験の有無……。体の状態や能力は一人ひとり異なります。まさしく千差万別です。ですから、本書で紹介する運動は（高齢者にも無理なくできるものを取り上げてはいますが）、「すべてできないとダメ」などと思う必要はありません。

自分ができる運動を選び、痛みを感じたり体がつらくなったりしない程度に、毎日楽しく続けていけることを最優先にしてください。

ときどき、痛いぐらいにストレッチをしないと効かないのではないかという人がいらっしゃいます。それは大きな誤解です。痛みが出るぐらいまで筋肉に刺激を与えてしまうと、むしろ体を守ろうとして筋肉は縮みます。筋肉を伸ばすためのストレッチが、逆に縮ませてしまうのです。

ストレッチは、気持ちよく伸びることが大事です。収縮をくりかえして、しなやかで強い筋肉をつくる運動なのですから。

痛みを感じることは絶対にしないでください。痛みは体が発する警戒信号です。ストレッチや筋トレをして痛みを感じることがあれば、それはやり方が間違っていたり、体に合っていなかったりする可能性があります。筋肉や関節など、痛みを感じている部分に過度に力が加わり、異常なストレスがかかっているのかもしれません。疾患や障がいなどがないのであれば、正しいやり方をすれば痛くないはずです。

やってはいけない筋トレはない!?

高齢者だからといって、やってはいけない筋トレはありません。あるとすれば、無理をしたり頑張ったりしないとできない運動でしょうか。

筋肉痛が出たら、その日の筋トレは休んでください。前日のトレーニングを頑張りすぎたのかもしれません。

また、頑張っているつもりでなくても、無意識に息を止めて踏ん張っていることがあります。息を止めて気張ると血圧が上がりますから気をつけましょう。

運動するときには必ず呼吸しながら、を心がけます。吸うのは無意識にできているので、とくに吐くほうを意識することが重要。「いーち、にー、さーん……」と、声に出して数を数えながら運動するのがおすすめです。心の中で数えるだけだと、知らず知らず呼吸を止めていることがあるからです。

まとめてみましょう。

◆けっして無理をしない

◆つらいと感じることはしない

◆痛いことは絶対にしない

◆息を止めない

やってはいけない筋トレではなく、やってはいけない注意点ですね。これは高齢者だけに限ったことではありません。楽しんでできるぐらいの運動を毎日長く続けられることが大切です。楽しく続けられないような筋トレが、「やってはいけない」筋トレです。

腰痛や膝痛などがある人が筋トレをする場合

膝や腰が痛い人は、なぜ痛いのかという原因を調べる必要があります。

たとえば膝が痛い人は、極端なO脚《オーきやく》やX脚《エックスきやく》などにより関節や筋肉が誤った使い方、動き方になっている場合があります。筋肉が弱っていたり、筋肉に負荷がかかったりして痛みが出る。腰痛にしても、たとえば変形性腰椎症《へんけいせいようついしょう》（加齢により腰椎が変形した症状）の場合も特定の筋肉に負荷がかかることが痛みの原因になります。

ある程度年齢を重ねると、腰や膝、首もそうですが、変形してきます。すると本来動くべき場所の動きがなくなり、そばにある別の場所がカバーするように動きすぎて、そういうところに痛みが出るようになります。動きすぎているところの筋肉に負荷がかかって慢性の痛みになるのです。

そうした場合は、動きすぎているところをあまり動かさないようにして、よい姿勢を保つことが重要。よい姿勢を保つための体の使い方を覚えるということです。そのための工夫のひとつに筋トレがあります。

脊柱管狭窄症《せきちゅうかんきょうさくしょう》で腰が曲がっている人がいます。ある程度体を反らすと神経が圧迫されて痛みを感じるもので、極端に反らなければ痛くありません。どこまで反ったら痛いのか、神経が圧迫されるのかを覚えてもらいます。そうして、そこはあまり反らさない。別の部分、たとえば股関節のストレッチをして股関節から体をしっかり伸ばす、胸を張る、背すじを伸ばすストレッチを行なうことによって、よい姿勢を保てるようにします。戦略を変えるわけです。

腰痛がある人の場合、曲げると痛いのか、反らすと痛いのかを見極めます。反って痛いなら曲げるほうのストレッチを、曲げて痛いなら反るほうのストレッチを多く行なうようにします。いずれにしても、反りすぎ、曲がりすぎが腰痛の原因になっているので、よい姿勢で生活できることを目標に筋トレをするという方法です。

よい体の使い方と、よい姿勢のための筋トレ戦略ですが、自己判断でトレーニングをせず、必ず主治医の先生に相談してください。

筋トレの効果は筋肉を鍛えるだけ？

筋肉を鍛えて健康寿命を延ばす

筋肉が痩せて筋力が落ちてくると、日常生活の基盤となる動作に支障をきたすことはもうおわかりですね。筋肉の減少を放っておくと「サルコペニア」や「ロコモティブシンドローム」といった状態に進み、それは生活習慣病や、感染症、あるいは骨折などのケガにつながりやすく、「寝たきり」の大きな原因になることもお話ししました。

つまり、筋肉を太く強くすれば、そうした状態を予防できるということ。そのために行なうのが筋トレであり、筋トレによって筋肉を太く強くすることで、健康寿命を延ばすことにつながるさまざまな効果も生まれます。

◆姿勢がよくなる

地上ではつねに重力が働いています。重力に負けないように自分の重み（自重）を支え、スムーズに立ったり移動したりするために、人の背骨は緩やかなS字カーブを描いています。そして、重力に対してよい姿勢を保つために働いているのが、抗重力筋と呼ばれる筋肉。太もも前側にある大腿四頭筋《だいたいしとうきん》やお尻の大臀筋《だいでんきん》、背筋群や腹筋群などです。

こうした筋肉を鍛えてよい姿勢を保つことができるようになれば、体のあちこちに不自然な力が加わりにくくなり、疲れや痛みが出にくい体になります。また、よい姿勢、正しい姿勢を意識することで、運動効果も高まります。

◆腰痛・膝痛などの改善

猫背をはじめ若い頃からの習慣で悪くなった姿勢が、腰痛や膝痛など体の痛みの原因になっていることがあります。若いうちは気づかなかった筋肉への負担が、加齢によって筋力が衰えてくると痛みとなってあらわれてくるのです。

筋肉を鍛えてよい姿勢を保てるようになれば、改善したり軽減したりする痛みもあります。また、筋肉量が増えれば関節の負担も軽減します。

ただし痛みの要因は実に多様です。まずは、痛みの原因がどこにあるかを明らかにすることが一番です。

◆骨粗しょう症の予防

筋肉が直接、骨の産生にかかわるわけではありませんが、筋トレを行なうことは骨粗しょう症の予防にもつながります。

加齢とともに骨がもろくスカスカになる骨粗しょう症になると骨折しやすく、「寝たきり」につながるリスクも高まります。これを予防するためにはカルシウムの摂取や、ビタミンDを体内で合成するための日光浴のほか、筋トレやウォーキングなど骨に刺激を与える運動がおすすめ。骨に刺激を加えることで、骨密度を高めることができるとされています。

その場で足踏みをする運動なら下半身の骨の強化につながります。また、おもりを持ち上げる運動なら、持ち上げるたびに筋肉が強く収縮して骨に刺激が伝わるので、上半身の骨の強化が期待できます。

◆生活習慣病などの予防と改善

筋肉量が増えると、基礎代謝が上がって脂肪がつきにくくなります。筋肉内に糖を貯蔵しエネルギーとして消費するので、血糖値のコントロール力が高まります。血圧や血管へのよい影響も期待できます。リンパ球などの免疫細胞も活性化させます。

肥満を回避し、糖尿病や高血圧、感染症などにかかりにくくなるなど、多くのうれしい効果につながります。

◆運動能力の向上

体を支える深部の筋肉を鍛えることでよい姿勢を維持でき、体を動かす表層の筋肉を鍛えることで立つ、座る、歩くなど日常的な基本動作をスムーズに行なえるようになります。また歩行速度のアップなど、移動能力のさらなる向上も目指すことができます。

筋肉が強くなって筋力が高まれば、さらに持続して運動できるようになり、持久力も高まります。

◆生活の質（ＱＯＬ）の向上

筋力不足によって日常生活に支障をきたすというようなことがなくなれば、日々の活動が楽しく快適にできるようになります。思いのほかハードワークである家事による体の負担は、軽減される場面が増えるでしょう。また、気軽に外出を楽しめるようになって、趣味やスポーツなど、行動範囲も広がるかもしれません。

日頃から活動的に生活できるようになることは、生活の質（ＱＯＬ）によい影響を大きく及ぼしてくれるはずです。

「寝たまま筋トレ」が目指すのは、安全に、ラクに、しかも効果的に筋トレを楽しく続けて、ＱＯＬの向上につなげるというもの。日々を活動的に元気よく、そして楽しく過ごすことができれば、「サルコペニア」や「ロコモ」、さまざまな加齢による疾患予防にもつながります。こうした日々の運動を続けることで、健康寿命の延伸を目指していただければと思います。

「寝たまま筋トレ」は３ステップで

より安全に効果的に行なうために

本書で紹介する「寝たまま筋トレ」は、「寝たまま」という非常にラクな体勢で行なうものです。ラクさと安全性を保持しながら効果的に筋肉を鍛えることができるよう、ここでは３つのステップに分けた運動を段階的に行なっていくことで、系統立ったトレーニングができるようになっています。

関節や筋肉に急激な負荷や不自然なストレスがかからないよう、つらくなく、痛くない範囲で、（１）→（２）→（３）の順にそれぞれの運動を行なってください。

（１）準備運動

基本的なストレッチを中心とした、手・腕、足・脚、背中、腹部の筋肉や関節を柔らかくする運動です。軽く力を入れて体を伸ばすことで、筋肉をリラックスさせるのが目的です。

(2)筋肉を鍛える運動

(1)の準備運動で筋肉や関節をほぐしたあと、リラックスモードになっている体を活動モードへ促します。上体を起こしたり反らせたり、腕を上下させたり、脚を動かすなど、軽い筋力トレーニングになっています。

(3)バランス感覚を向上させる運動

移動したり運動したりするためには、ただ筋力を高めるだけではなく、バランス感覚を向上させることも大切です。(1)(2)のあと、体が動くようになったら、バランスを取る運動へ進みます。

準備運動、筋肉を鍛える運動、バランス感覚を向上させる運動について、第3章で詳しく紹介します。

第3章

「寝たまま筋トレ」をはじめましょう

筋トレをはじめる前に

筋肉を動かす仕組みを知っておく

筋肉をはじめ全身をコントロールするのは、神経細胞（ニューロン）の集まりである神経系です。脳が意識的な運動の指令を出すと、末梢《まっしょう》神経系のうち運動や感覚などにかかわる体性《たいせい》神経系に伝わり、運動神経が筋肉を直接動かします。

このとき、筋肉に直接作用する神経系がどれだけ活性化するかということが、筋力を発揮するための重要なポイントです。

普段あまり運動をしない人は、運動するための神経系をそれほど使っていないわけですね。あまり使われず休んでいる状態の神経系は働きが悪く、当然、筋肉も動きません。この、いわば眠っている状態の神経系を目覚めさせ、うまく働くようにすることが、筋トレの最初の目的のひとつです。

筋トレをはじめると、刺激を受けて、神経系の適応が起こり、次に筋肉の成長・肥大がスタートします。先に適応し働き出すのは神経系です。運動神経と筋肉の連係がよくなり、筋肉の強さが出てきます。そして、次の段階として筋繊維一本一本が太くなり、筋肉自体が太く強くなっていくわけです。これが筋肥大です。

これまで運動やトレーニングをしてこなかった人は、はじめは、筋トレの動作をうまくできないかもしれません。しかし毎日少しずつ続けていれば、神経系が活発に働くようになって、うまく筋肉に作用するようになるはずです。あなたの運動能力を目覚めさせるために、毎日無理のないよう筋トレを続けていってください。

無酸素運動から有酸素運動へシフトする

運動には「無酸素運動」と「有酸素運動」があります。

無酸素運動は、酸素を使わず、瞬発的に強い負荷をかけてエネルギーを発生させる運動です。筋力トレーニングや短距離走などがこれにあたります。一方、有酸素運動は、深く呼吸しながら、体内に取り込んだ酸素を使って糖質や脂肪を燃焼させます。ウォーキングや水泳などが代表的ですね。

基本的にはどんな運動も最初は無酸素的に行なわれます。ただし無酸素的に行なわれる運動というのは、それほど長く続けることができませんから、徐々に有酸素運動に切り替わっていくことになります。

試しにちょっときつめのジョギングをしてみてください。最初はラクに呼吸できますが、徐々に息が上がってきて、心拍数も上がっていきます。そして運動をやめても、すぐに呼吸は元に戻りません。徐々に呼吸が戻るとともに、心拍数も下がっていきます。

これは、自動車のエンジンにたとえてお話しすることができます。

運動の開始というのは、自動車のエンジンをかけるときに似ています。エンジンをかけると、バッテリーに蓄えられた電気がモーターをまわしてエンジンが動きはじめます。そのあとでガソリンなどの燃料を使って酸素を燃やして、エンジンは動き続け、自動車は走ることができるわけですね。

人間の体も同じように、最初は酸素ではなく、クレアチンやアデノシン三リン酸といった筋肉に蓄えられている物質をエネルギー源にして運動をはじめます。そして徐々に時間がたってくるとこうした物質に代わって、体内に取り込んだ酸素を使ってブドウ糖などを分解し、それを使って運動を続けていくわけです。無酸素運動から有酸素運動へシフトしていくイメージです。

本書で紹介する運動は筋トレですから、無酸素運動です。それほど強い負荷をかけるものではないので、あまり実感できないかもしれません。

最初に脚を１、２回ぐらいグッと持ち上げるときは、無酸素的に行なわれます。これを10回、20回とくりかえしていくうちに、有酸素運動に切り替わっていきます。有酸素的に長く続けることで、筋力とともに持久力も鍛えられていくのです。

「寝たまま筋トレ」の注意点とポイント

第２章でもやってはいけないこととしてお話ししましたが、「寝たまま筋トレ」をはじめる前にもう一度注意点を確認しておきましょう。

◆痛いことは絶対にしない

痛みを感じたら、すぐにやめてください。手脚を伸ばす運動のときも、痛くなるまで伸ばしてはいけません。伸ばす範囲は「気持ちいい」ところまで。痛みは体が発する警告であることを忘れずに。

◆息を止めない

息を止めて気張ると腹圧が高まって、血圧が上がる恐れがあります。必ず息を吐きながら行ないます。「いーち、にー、さーん……」と声に出して回数を数えながら行なうのがおすすめです。

◆無理をしない、つらいと感じることはしない

紹介する運動は必ず毎日、すべてを行なわなければならない、というものではありません。一人ひとりの能力や体力に合わせて、無理のない範囲で自分のできるものを選んで行なうようにしてください。

◆体が冷えているときは注意

冬の寒い朝など、寒い部屋の中で、体が冷えた状態で運動すると、筋肉を痛めたり血圧が上がったりして危険です。

◆起床直後は負荷のかかる運動を避ける

目覚めてすぐは、体も神経もまだ活動的ではありません。ケガにつながることもあるので、起きた直後は筋肉に負荷をかける筋トレは行なわないように。

いきなり起き上がらず、まずは布団の中で大きくゆっくり伸びをしたり、膝を軽く立てて腰をねじったりする軽いストレッチを、「これから動くぞ」という1日の準備運動としてやっていくといいですね。

◆筋肉痛がある日は休む

筋肉痛は、筋肉が軽く損傷している状態です。朝起きて筋肉痛を感じたら、その日は筋トレを休んでください。筋肉痛が治まったら、次はほどほどに頑張りましょう。

準備運動

基本的なストレッチを中心とした、手・腕、足・脚、背中、腹部の筋肉や関節を柔らかくする運動。軽く力を入れて体を伸ばすことで、筋肉をリラックスさせます。

ストレッチはゆっくり10数えながら、10秒かけてジワーッと伸ばしていきます。気持ちよく伸びることを意識して行ないます。

体伸ばし

必ず最初に行なう基本のストレッチです。
朝、起き上がる前にも行なって、体を動くモードに。

1 仰向けに寝て、腕はできるだけ上、つま先は下へ向けて、ゆっくりと10数えながら上下に伸ばす。

ゆっくり **10** 数える **×3** セット

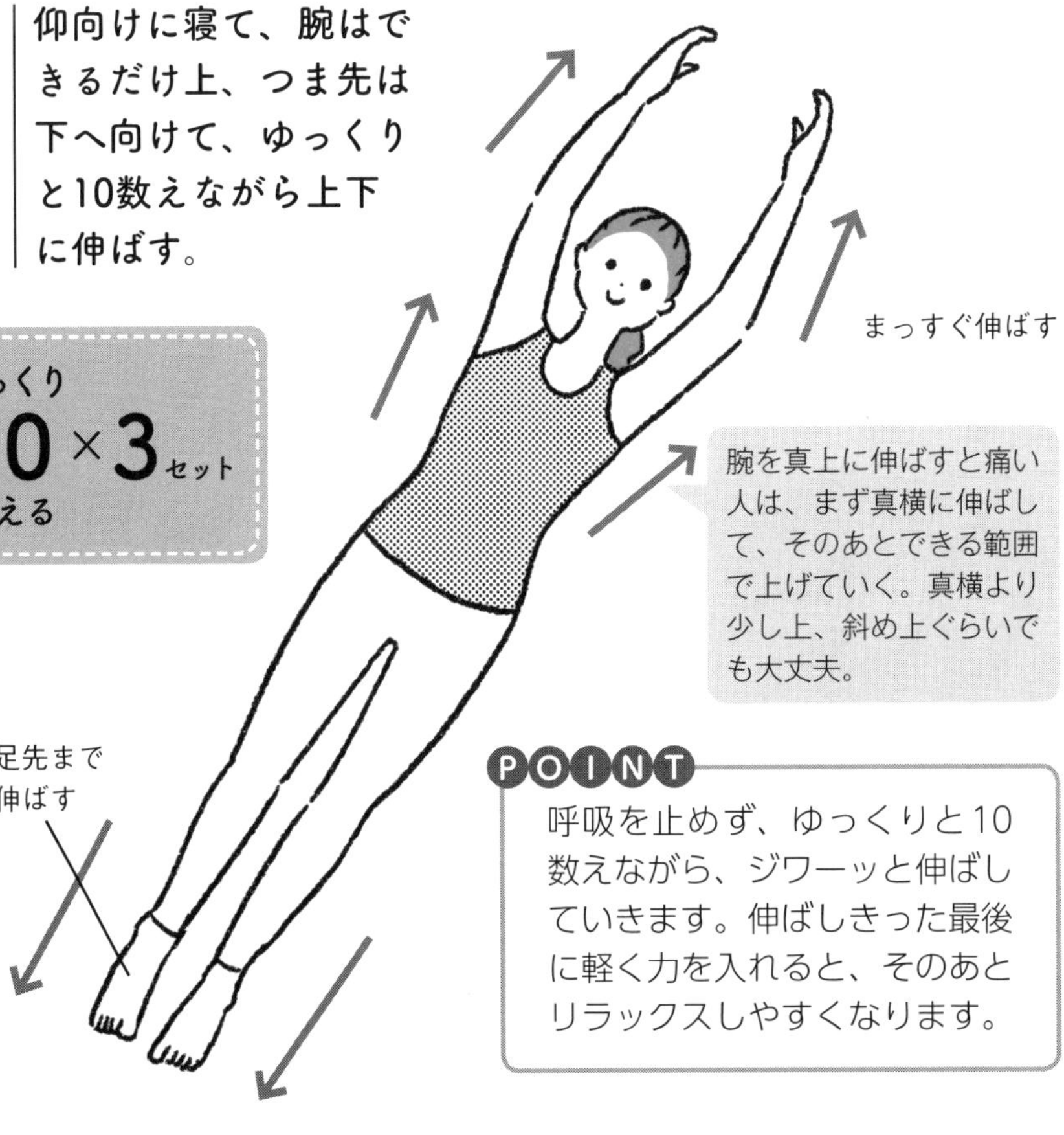

腕を真上に伸ばすと痛い人は、まず真横に伸ばして、そのあとできる範囲で上げていく。真横より少し上、斜め上ぐらいでも大丈夫。

POINT
呼吸を止めず、ゆっくりと10数えながら、ジワーッと伸ばしていきます。伸ばしきった最後に軽く力を入れると、そのあとリラックスしやすくなります。

2 うつ伏せになり１と同じように、腕はできるだけ上、つま先は下へ向けて、ゆっくりと10数えながら上下に伸ばす。

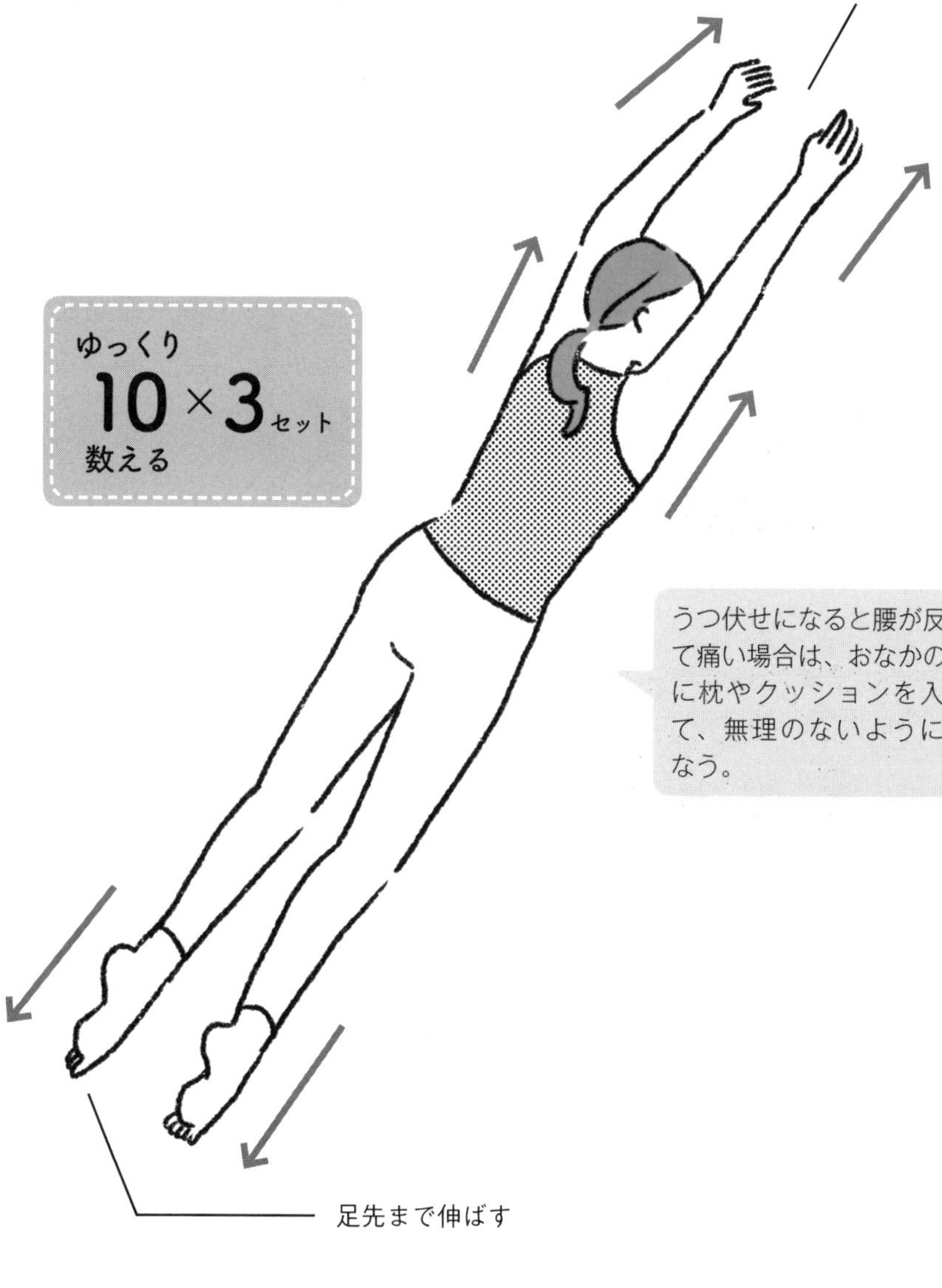

ゆっくり
10×3セット
数える

うつ伏せになると腰が反って痛い場合は、おなかの下に枕やクッションを入れて、無理のないように行なう。

体倒し

体の側面をしっかり伸ばしていきます。
体をこわばらせず、リラックスして行ないましょう。

1

仰向けに寝て、左手で右手首をつかみ、体をまっすぐに伸ばす。３つ数えながら右側に軽く引っ張る。

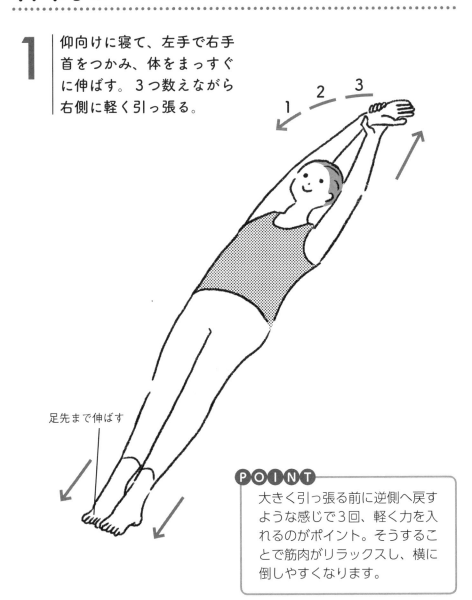

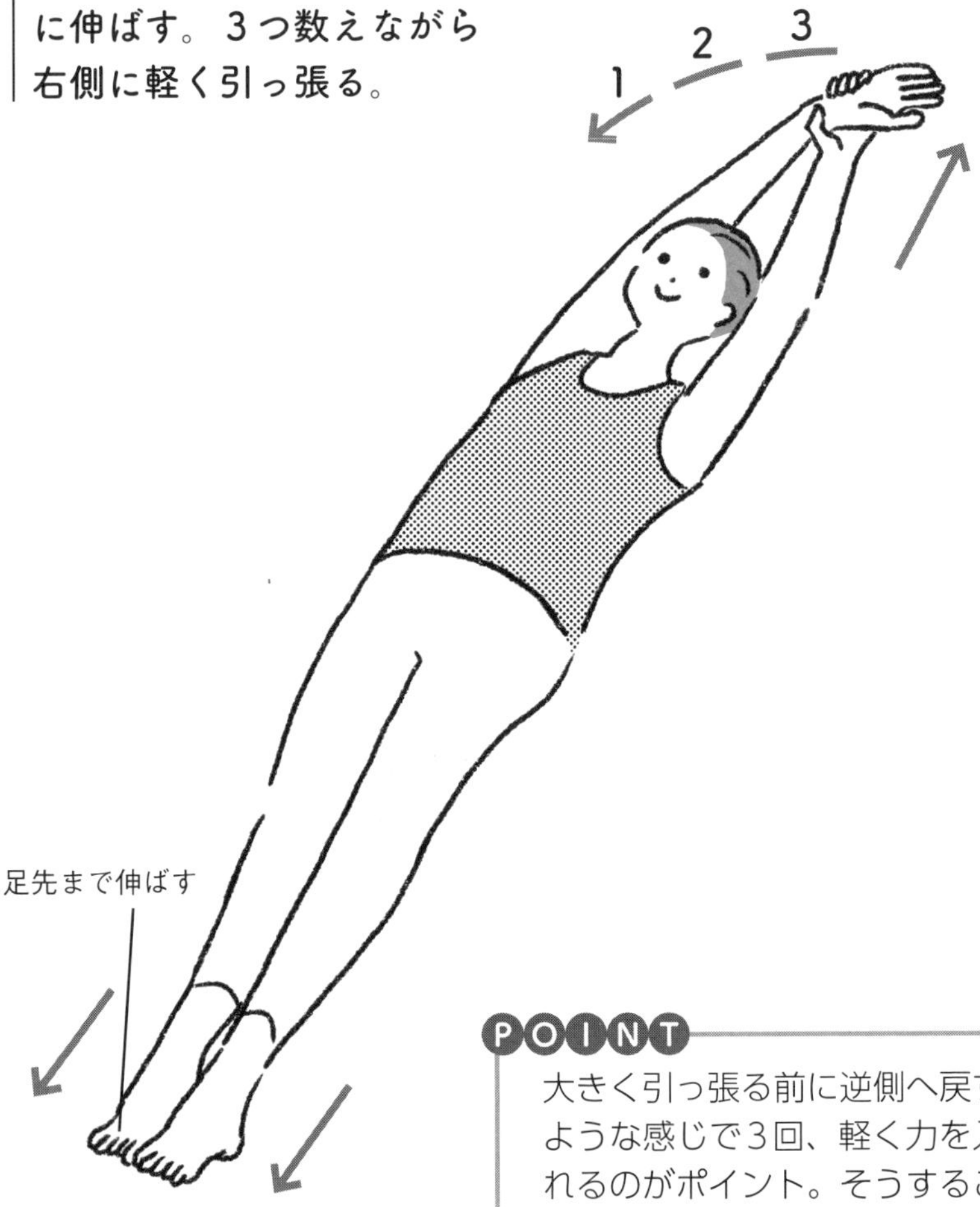

POINT

大きく引っ張る前に逆側へ戻すような感じで3回、軽く力を入れるのがポイント。そうすることで筋肉がリラックスし、横に倒しやすくなります。

2

1で1、2、3と右側に軽く力を加えたあと、ゆっくりと左側に倒す。再度右側に1、2、3と軽く力をかけ、ゆっくりと左側に倒す。もう一度右側に1、2、3と軽く力をかけ、ゆっくりと10数えながら左側に倒していく。

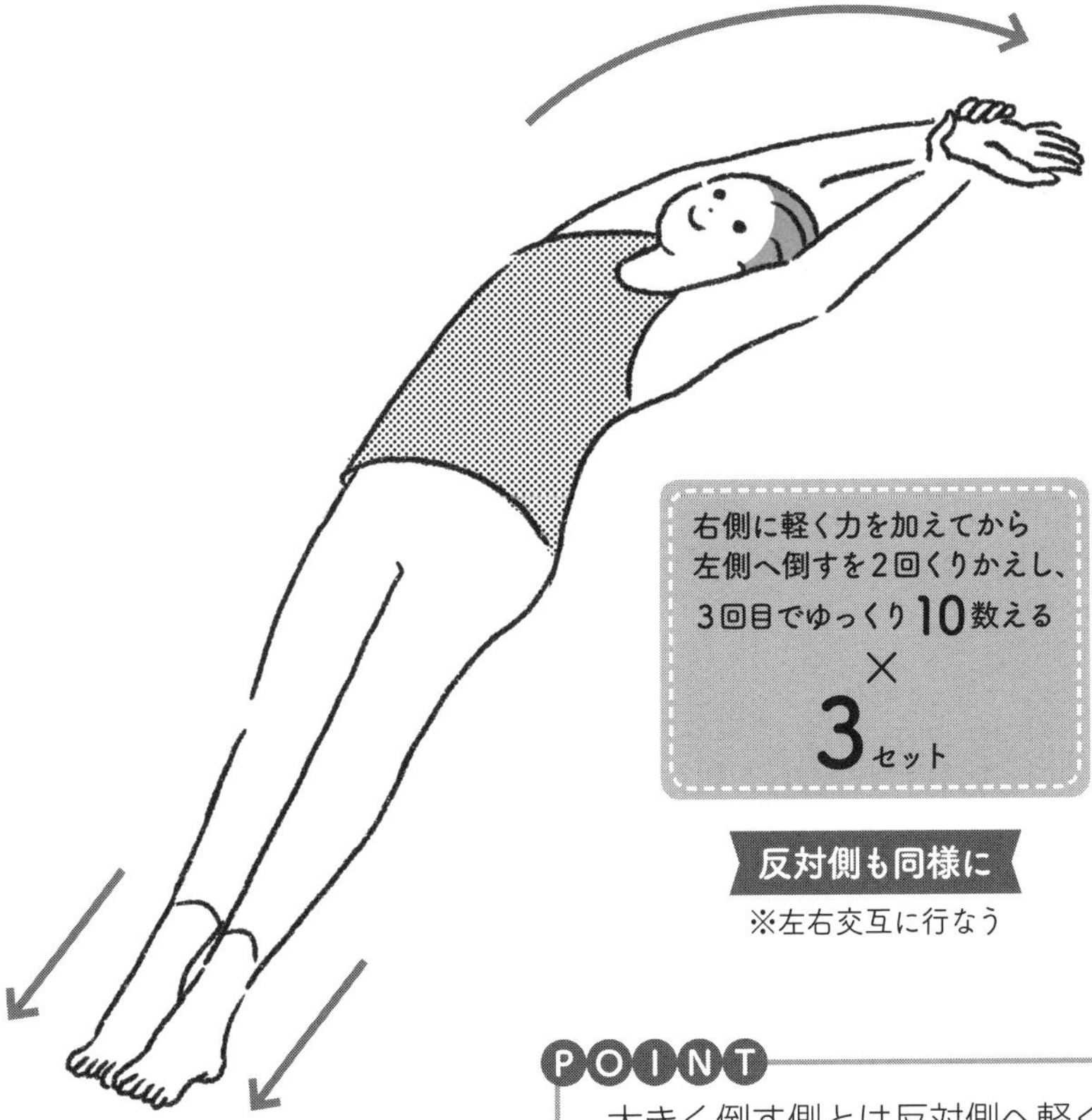

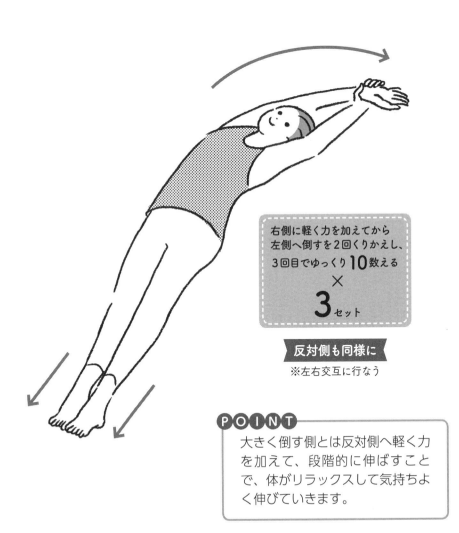

右側に軽く力を加えてから
左側へ倒すを2回くりかえし、
3回目でゆっくり10数える
×
3セット

反対側も同様に

※左右交互に行なう

POINT

大きく倒す側とは反対側へ軽く力を加えて、段階的に伸ばすことで、体がリラックスして気持ちよく伸びていきます。

体ひねり

体をひねり、筋肉をほぐしていきます。
寝る前に行なうのもおすすめです。

1

**仰向けに寝て、両足はそろえて
軽く膝を立てる。**

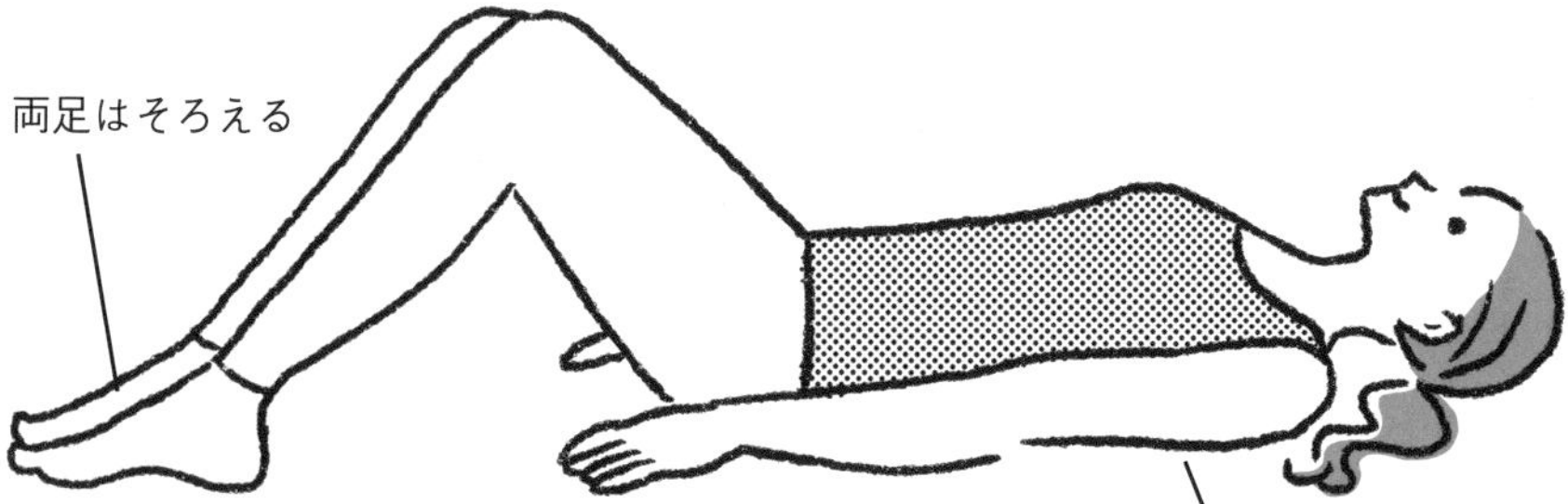

肩こりや背中にこりがある人は、首から背中の下にダブルボールを置いて行なうと、マッサージ効果も得られて一石二鳥。

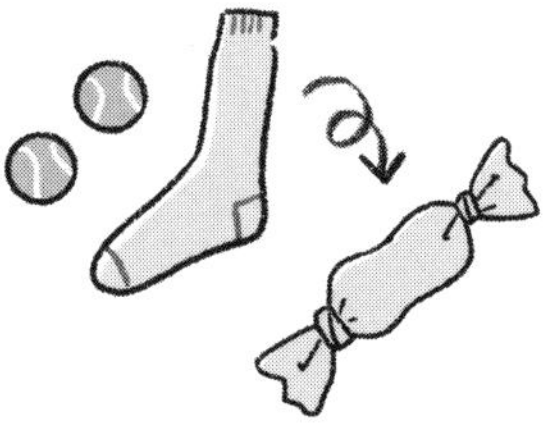

ダブルボール

硬式テニスボール2個を靴下の中に入れ、両端を結ぶ。

2 ゆっくりと膝を左側に倒し、10数える。

10秒キープ × 3セット

反対側も同様に

※左右交互に行なう

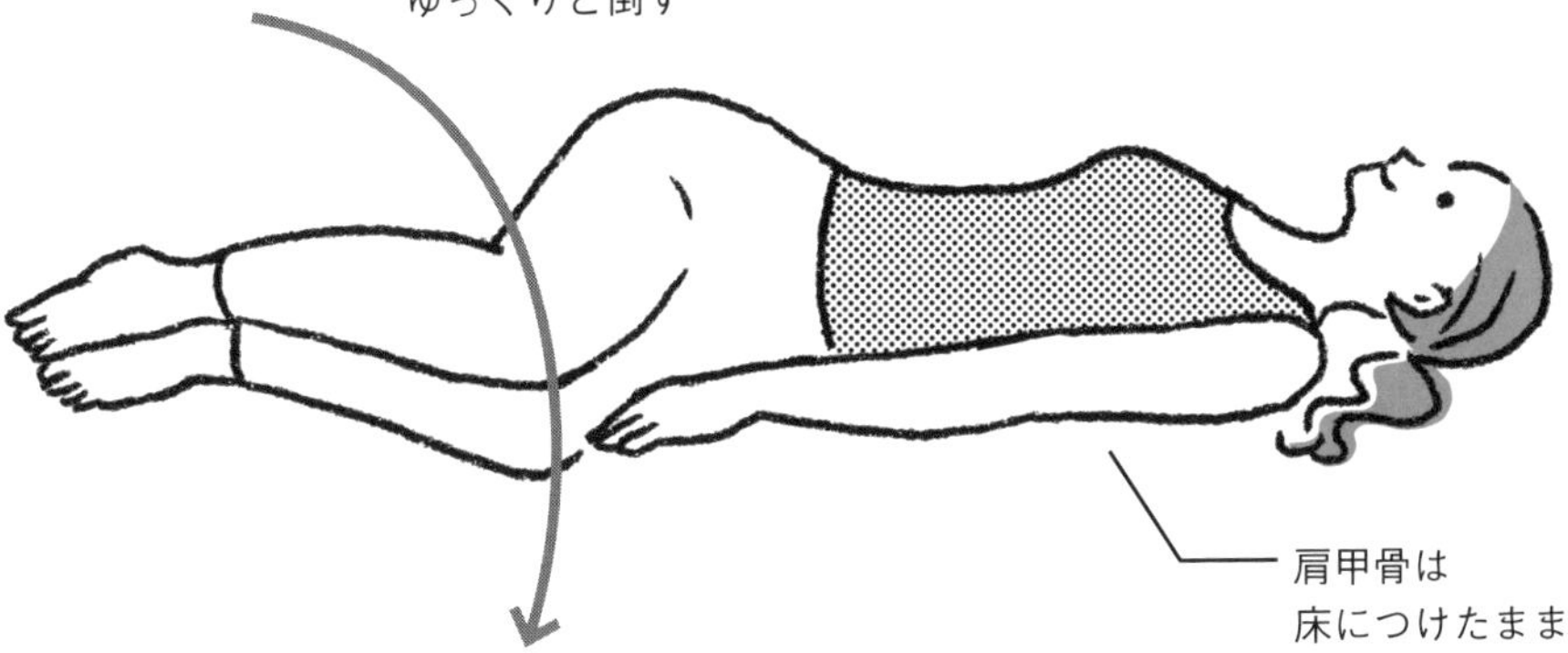
ゆっくりと倒す
肩甲骨は
床につけたまま

POINT

背骨～腰
肩甲骨の上
首の付け根

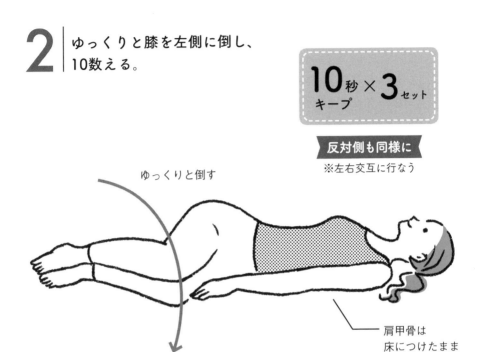

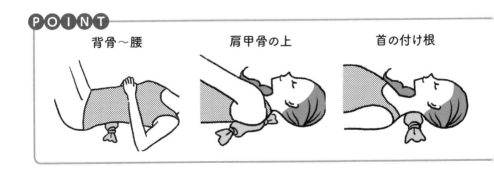

太もも伸ばし

太ももの前の部分の筋肉を伸ばすストレッチ。しっかり伸ばして運動量アップを目指しましょう。

1 横向きに寝た体勢になり、右手で右足首をつかむ。3つ数えながら膝を伸ばすように軽く力を入れる。

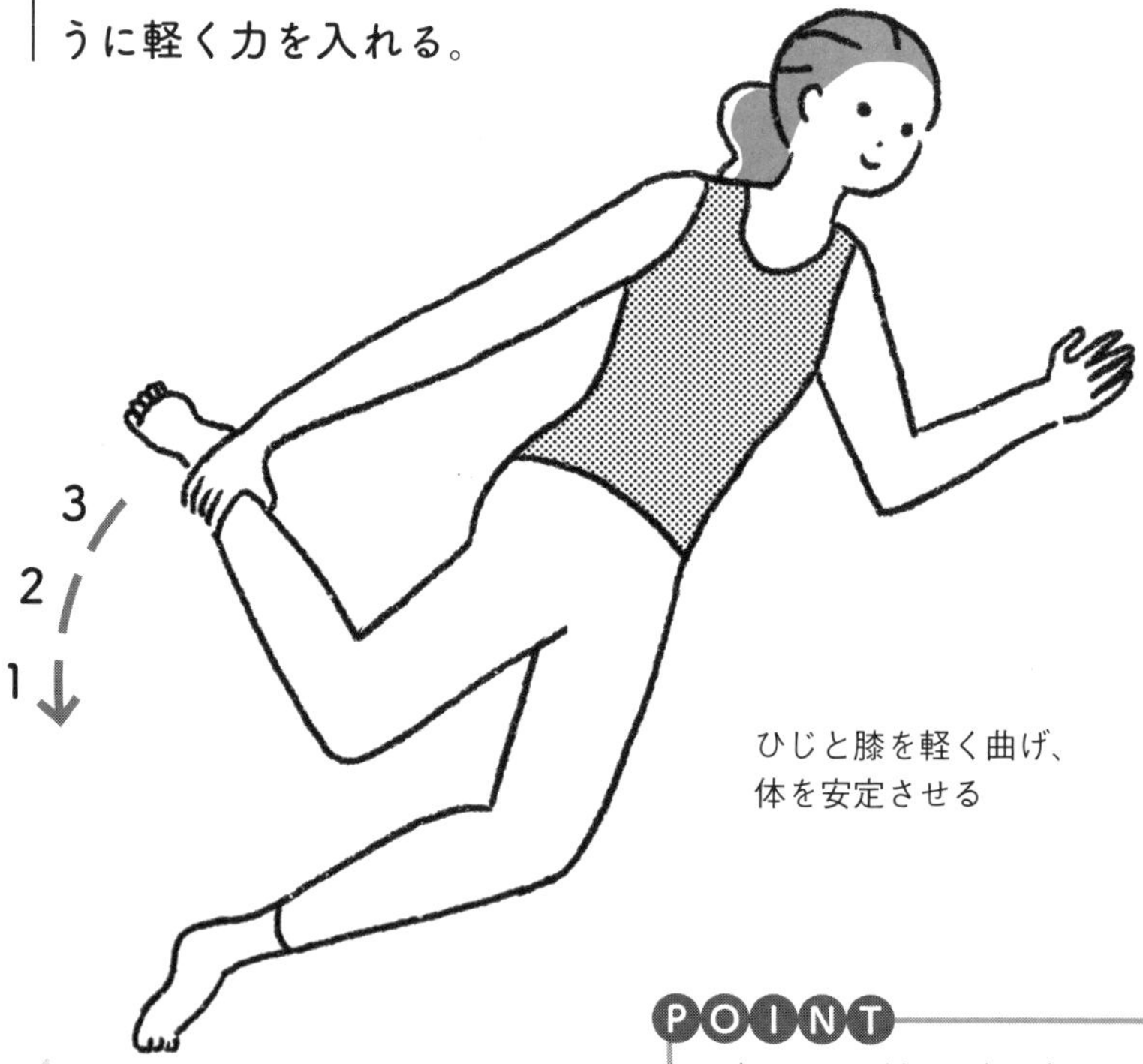

ひじと膝を軽く曲げ、体を安定させる

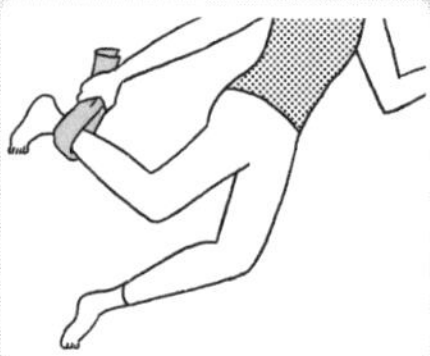

足首まで手が届かない場合は、タオルを適切な幅にたたんで足をとおし、タオルの端をつかんで行なう。

POINT

大きく足首を引き寄せる前に逆側へ戻すような感じで3回、軽く力を入れるのがポイント。そうすることで筋肉がリラックスし、足首を引き寄せやすくなります。

2

１で１、２、３と膝を伸ばすように軽く力を加えたあと、ゆっくりと手で足首を肩のほうへ引き寄せる。再度１、２、３と膝を伸ばすように軽く力を入れ、ゆっくりと足首を肩のほうへ引き寄せる。もう一度１、２、３と膝を伸ばすように軽く力を入れ、ゆっくりと10数えながら足首を肩のほうへ引き寄せる。

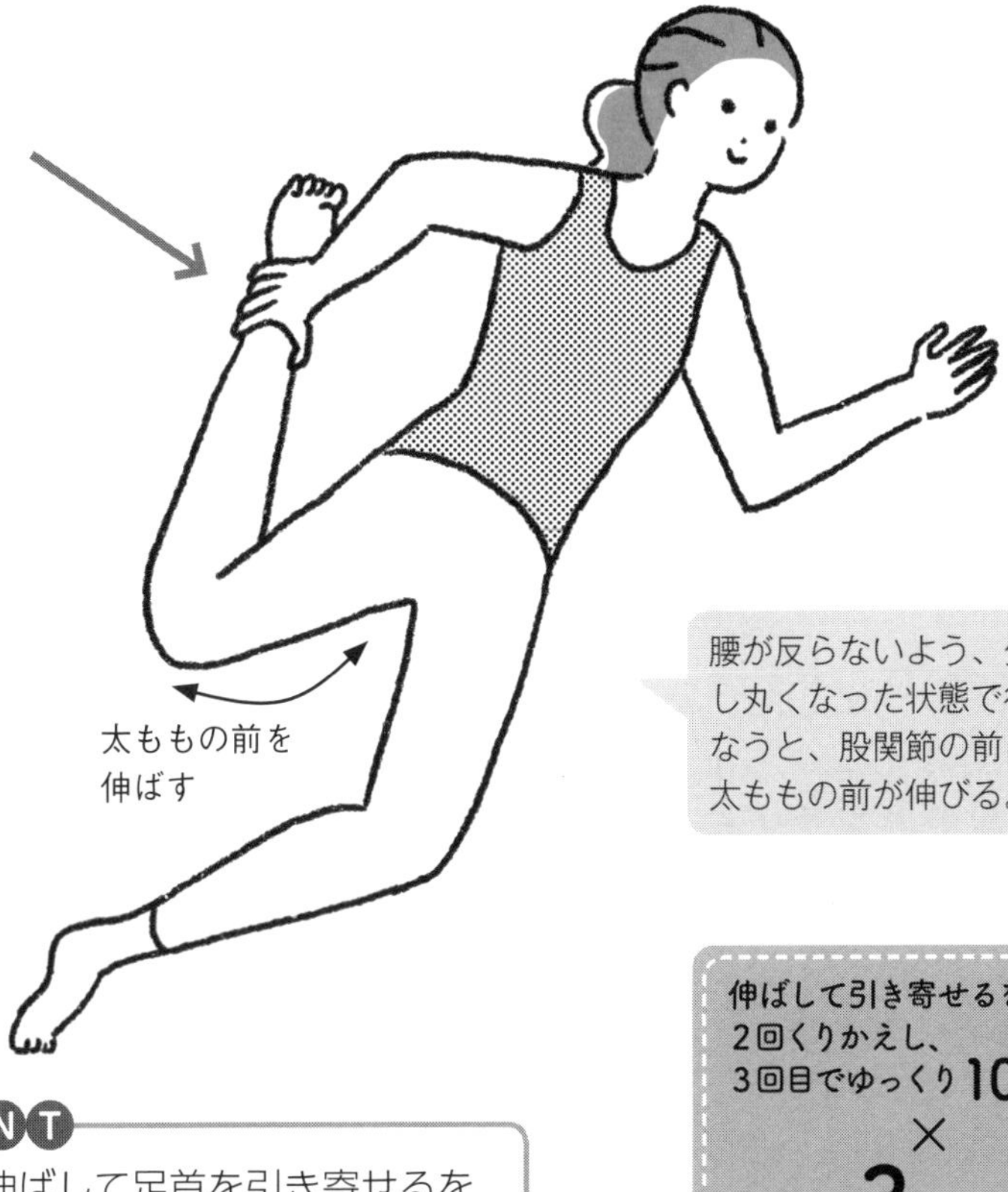

腰が反らないよう、少し丸くなった状態で行なうと、股関節の前と太ももの前が伸びる。

伸ばして引き寄せるを
2回くりかえし、
3回目でゆっくり10数える
×
3セット

POINT

膝を伸ばして足首を引き寄せるをくりかえし、段階的に太ももの前を伸ばすことで、体がリラックスして気持ちよく伸びていきます。

反対側も同様に

※左右交互に行なう

上体伸ばし

肩甲骨の可動域を広げ、胸を大きくひらきます。

脊柱管狭窄症がある人など、痛みやしびれを感じたら運動をやめ、医師に相談を。

STEP 1

1 うつ伏せに寝る。

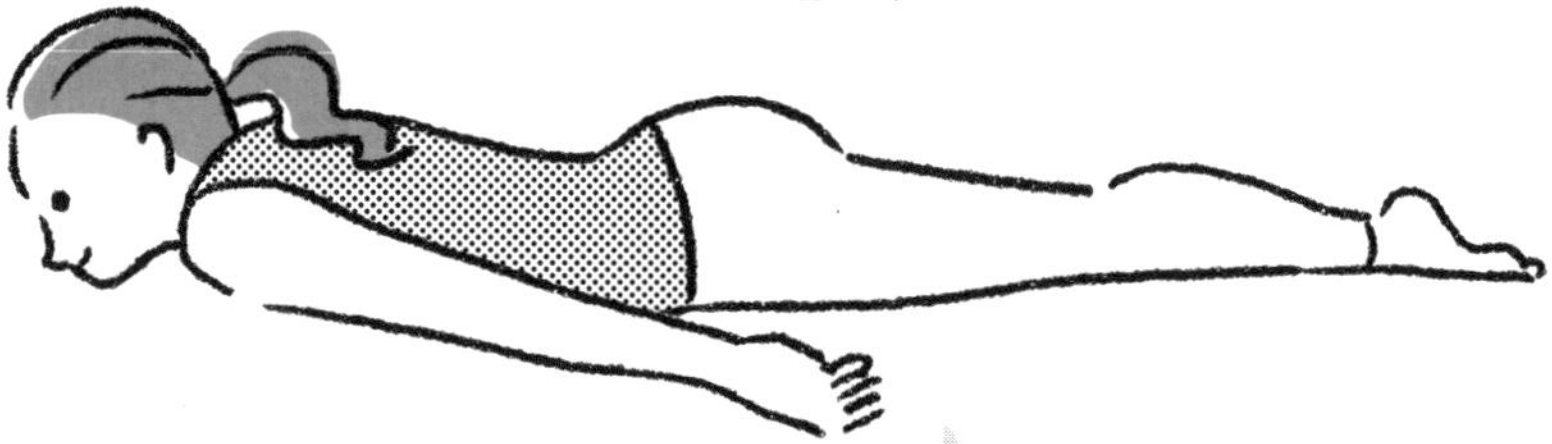

背骨を反らすストレッチなので腰に負担がかかり、腰痛が出ることもある。うつ伏せになるだけでも背中は伸びるので、上体を起こさなくてもOK。うつ伏せになると腰が反って痛い場合は、おなかの下に枕やクッションを置いて、無理のないように行なう。

2 肩幅にひじをついてゆっくりと10数えながら上体を起こし、肩甲骨を寄せる。

ゆっくり
10×3セット
数える

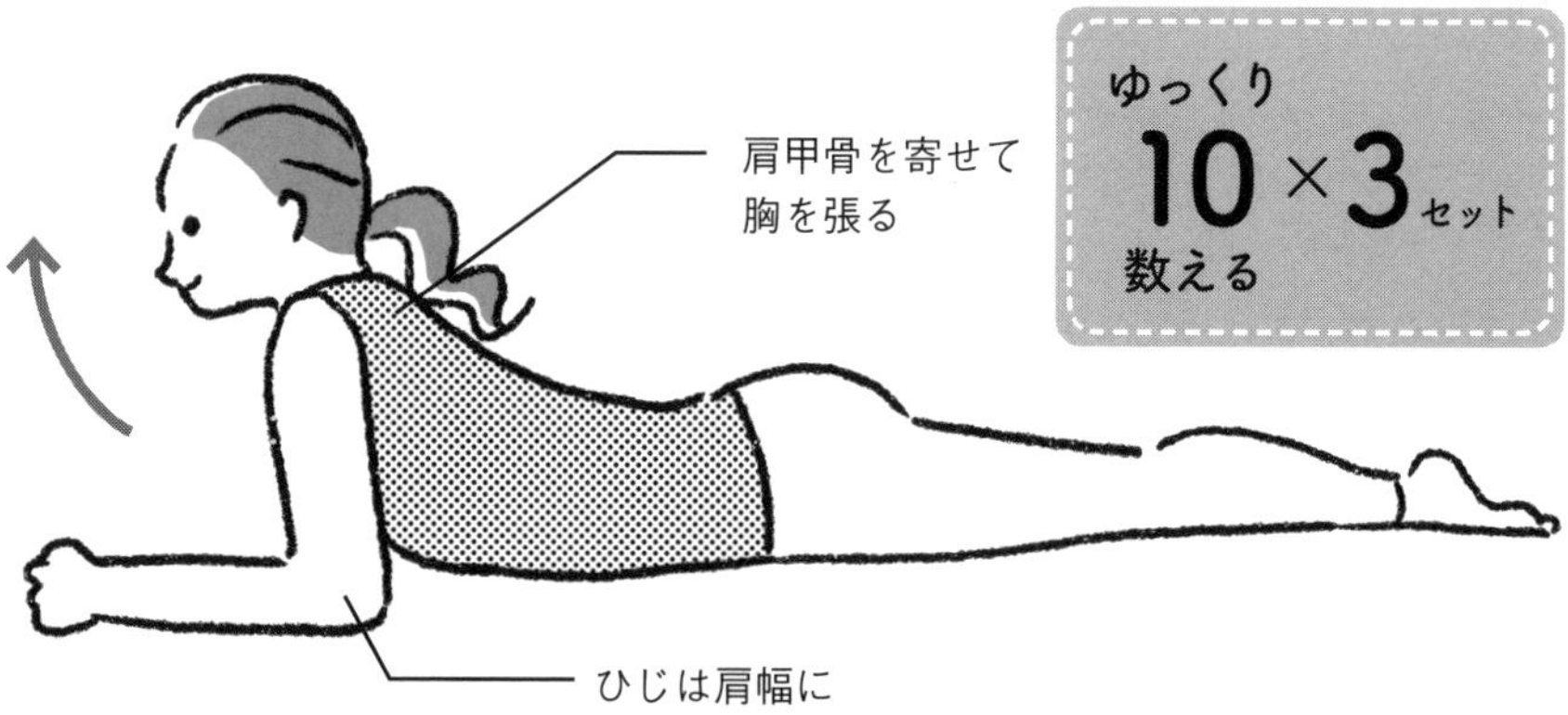

STEP 2

1 うつ伏せに寝て手を肩幅につく。

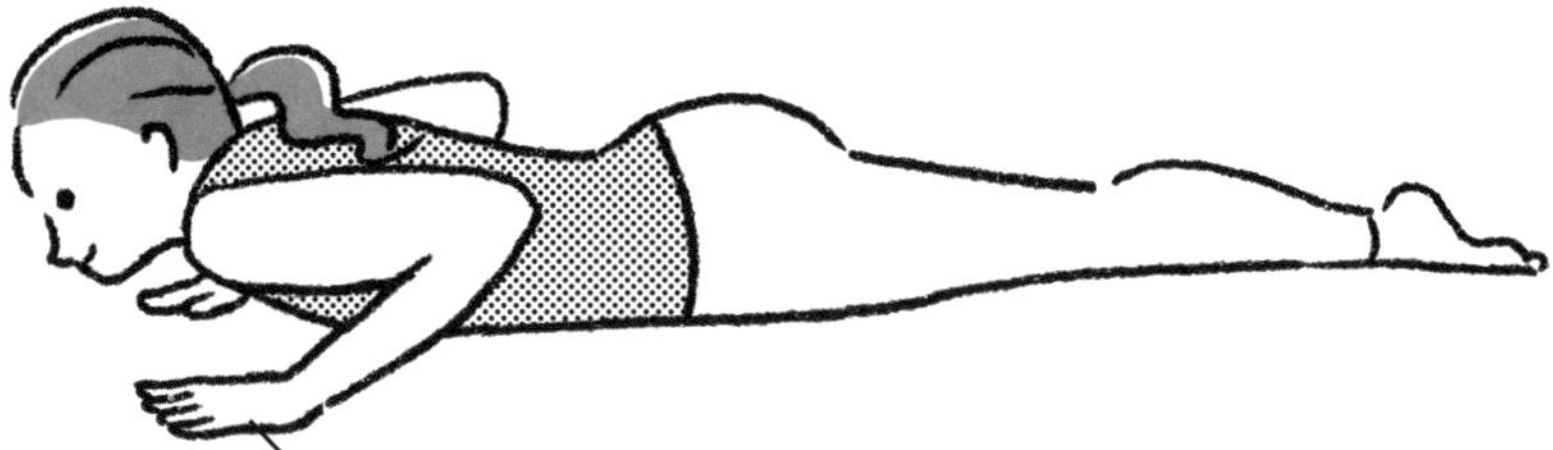
手は肩幅に

2 ゆっくりと10数えながらひじを伸ばして上体を起こし、肩甲骨を寄せる。

ゆっくり
10×3セット
数える

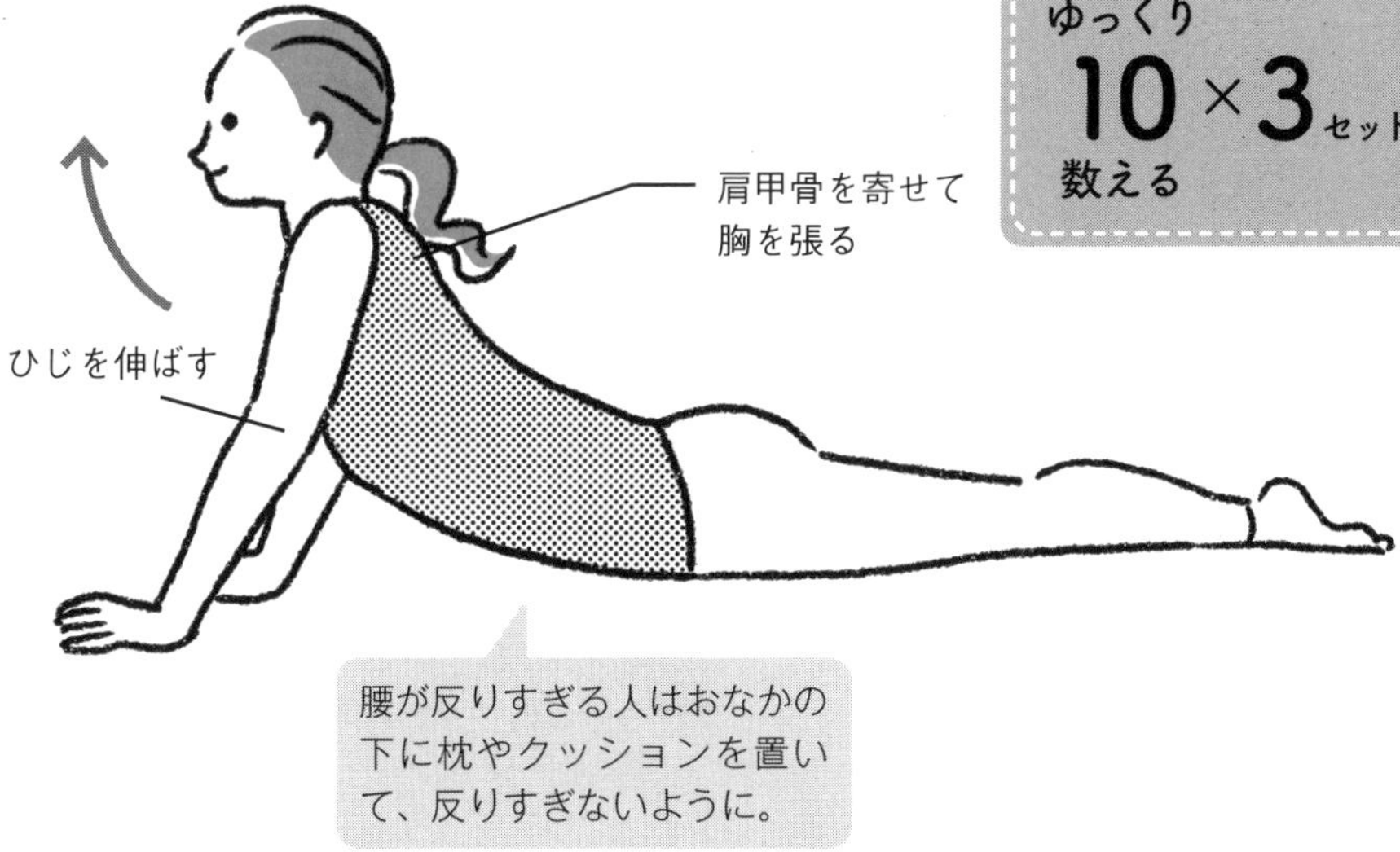
肩甲骨を寄せて胸を張る
ひじを伸ばす

腰が反りすぎる人はおなかの下に枕やクッションを置いて、反りすぎないように。

お尻伸ばし

まずはお尻と腰を伸ばし、
2で股関節の可動域を広げます。

1 仰向けに寝て両手で両膝を抱え、ゆっくりと10数えながら胸に近づけるように引き寄せる。

ゆっくり
10×3セット
数える

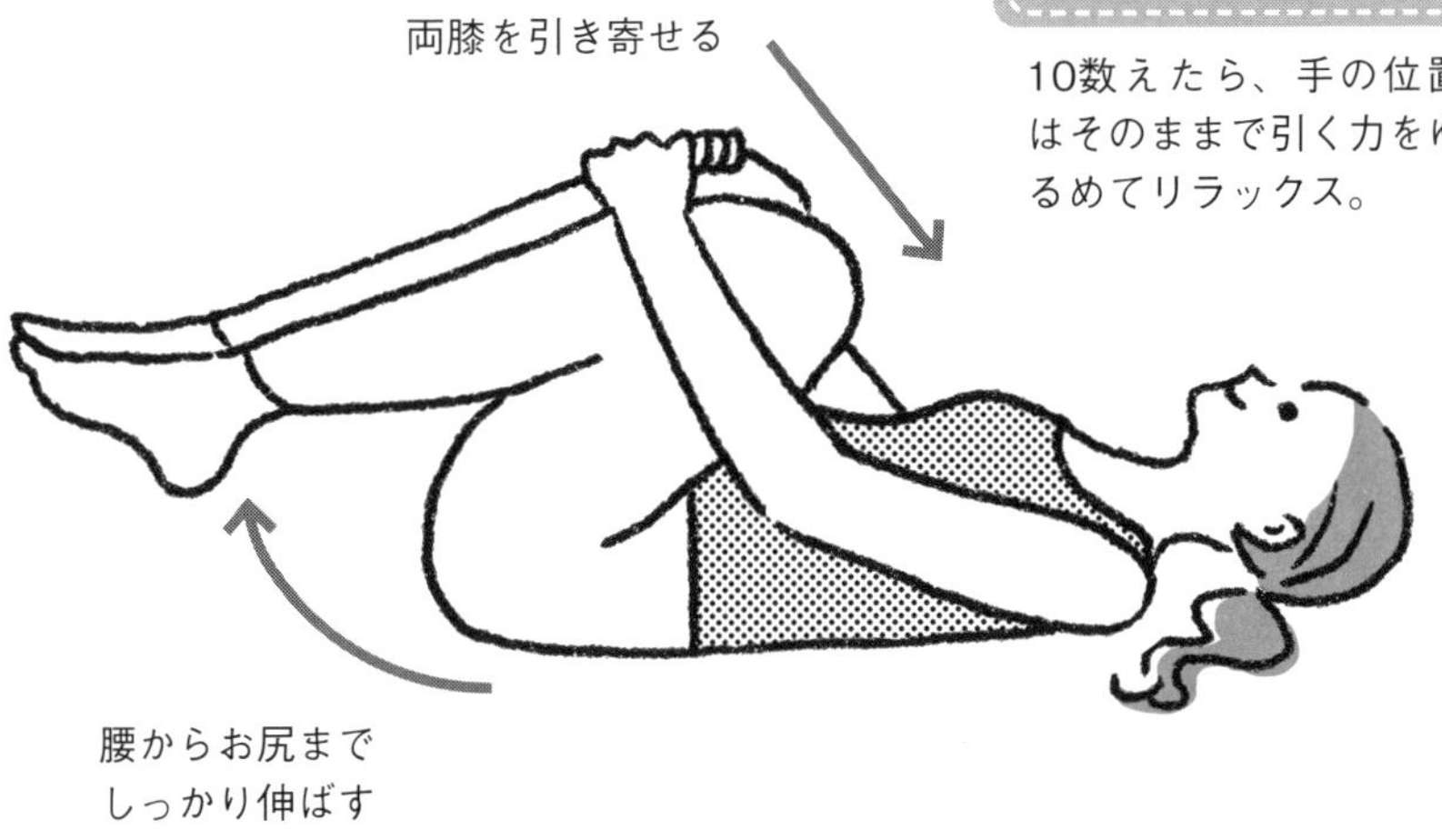

両膝を引き寄せる
腰からお尻まで
しっかり伸ばす

10数えたら、手の位置はそのままで引く力をゆるめてリラックス。

POINT

胸を膝に近づけるのではなく、両膝を胸に引き寄せるように。そうすると腰からお尻までしっかりと伸ばすことができます。

2　左膝を両手で抱え、ゆっくりと10数えながら胸に近づけるように引き寄せる。

ゆっくり
10×**3**セット
数える

反対側も同様に
※左右交互に行なう

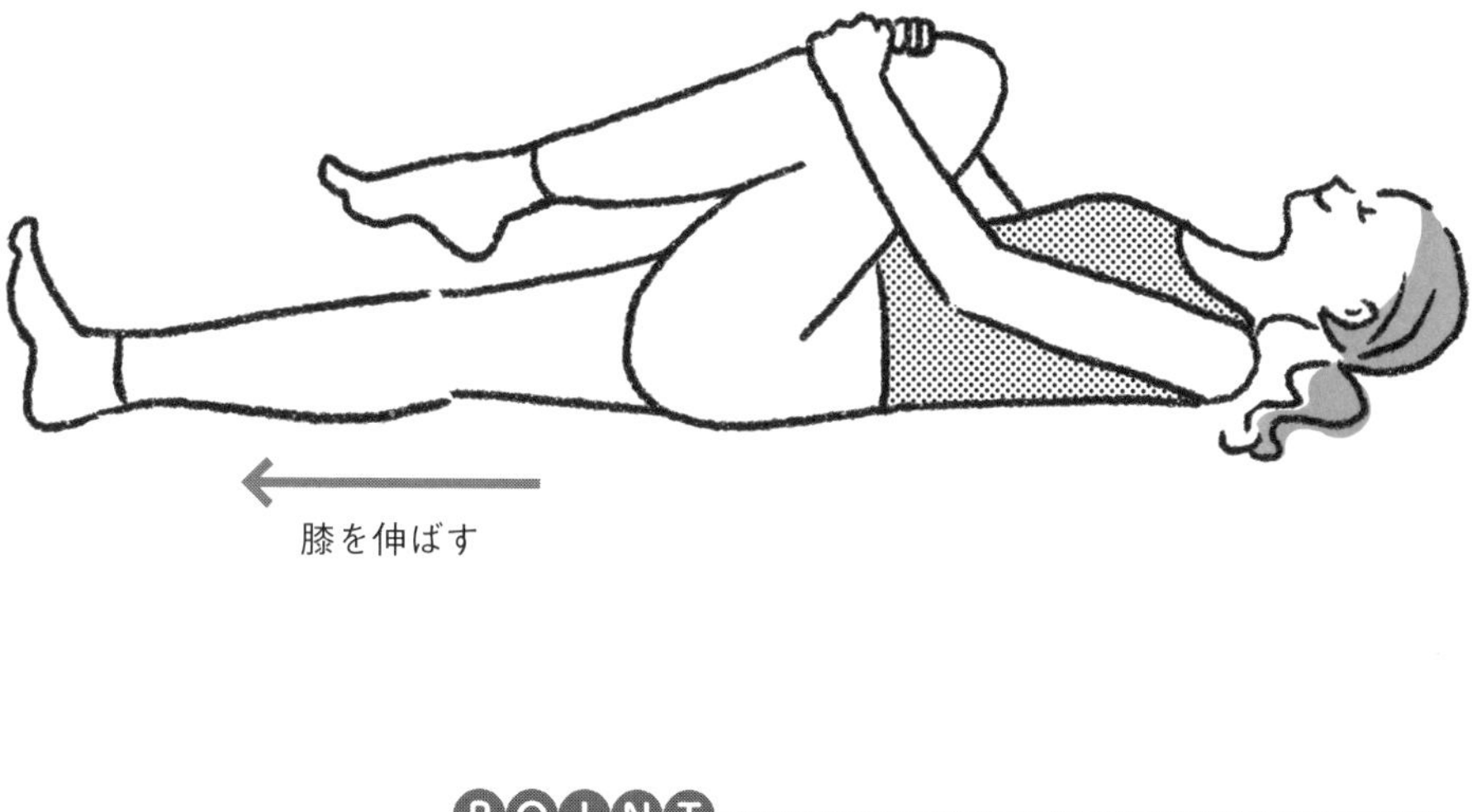

POINT

股関節は立つ、座る、歩くなど日常の基本動作の要となる関節です。可動域を広げることで、日常動作がぐんとラクになります。バランス感覚の向上にも効果があり、転倒予防にも。

筋肉を鍛える運動

準備運動によって活動モードになったら、筋トレの開始です。

寝たままの体勢で体を安定させながら、効率的に全身運動を行ないます。

STEP 1、2と段階があるものは、無理をせず自分の体力に合ったトレーニングを行なうようにしましょう。

脚上げ

大腿四頭筋や大臀筋の筋力をアップ。太もものシェイプアップやお尻のたるみの改善にも効果があります。

1 仰向けに寝て、膝を立てて、足を腰幅にひらく。

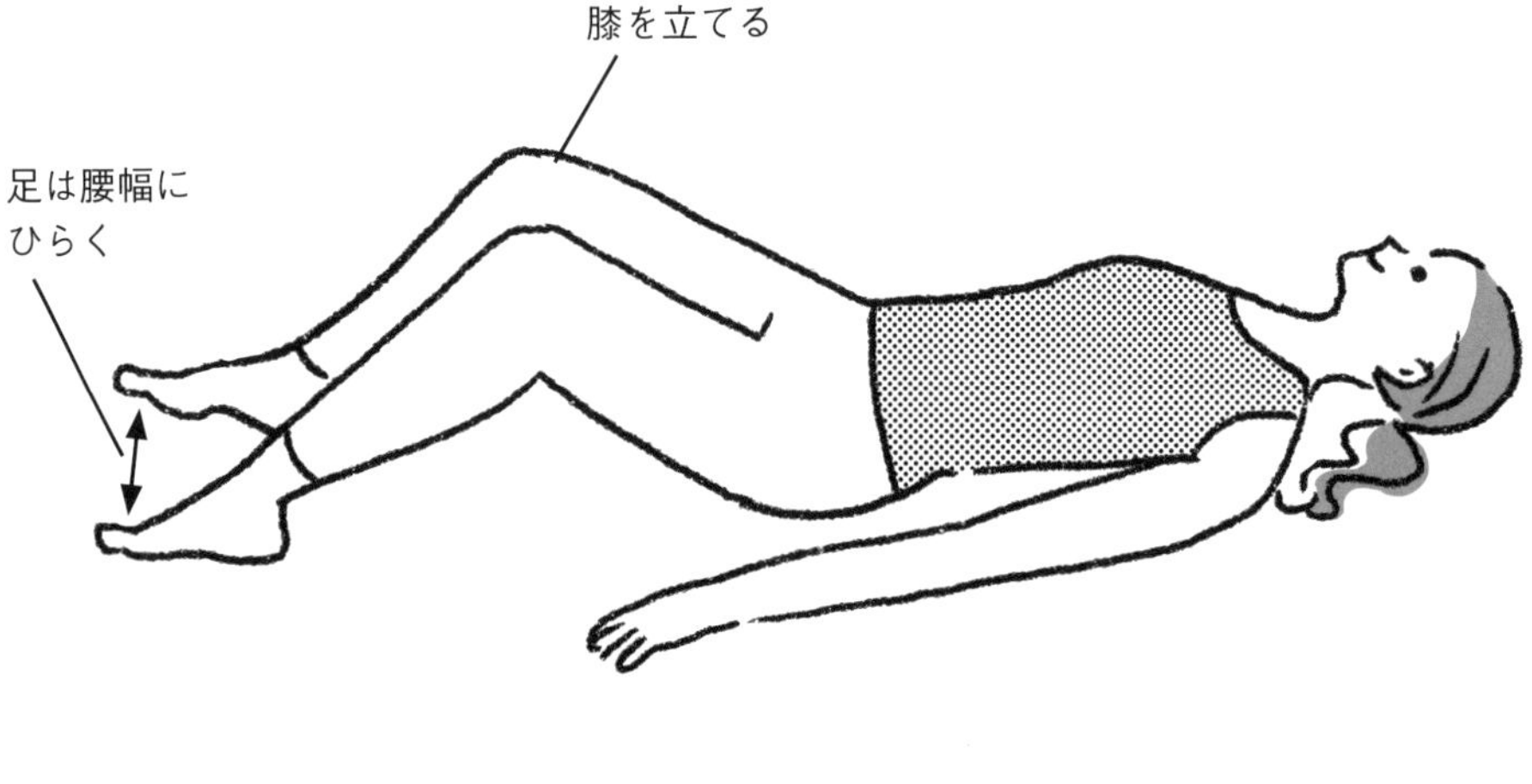

POINT

膝を立てると腰が反らないので、腰に負担をかけず、脚の筋肉だけを鍛えることができます。

2 左脚を床から30度上げ、ゆっくり3つ数える。

POINT

かかとを突き出すように、つま先を手前に引くと、力を入れやすくなります。

3秒キープ × 10回

反対側も同様に

※左右交互に行なう

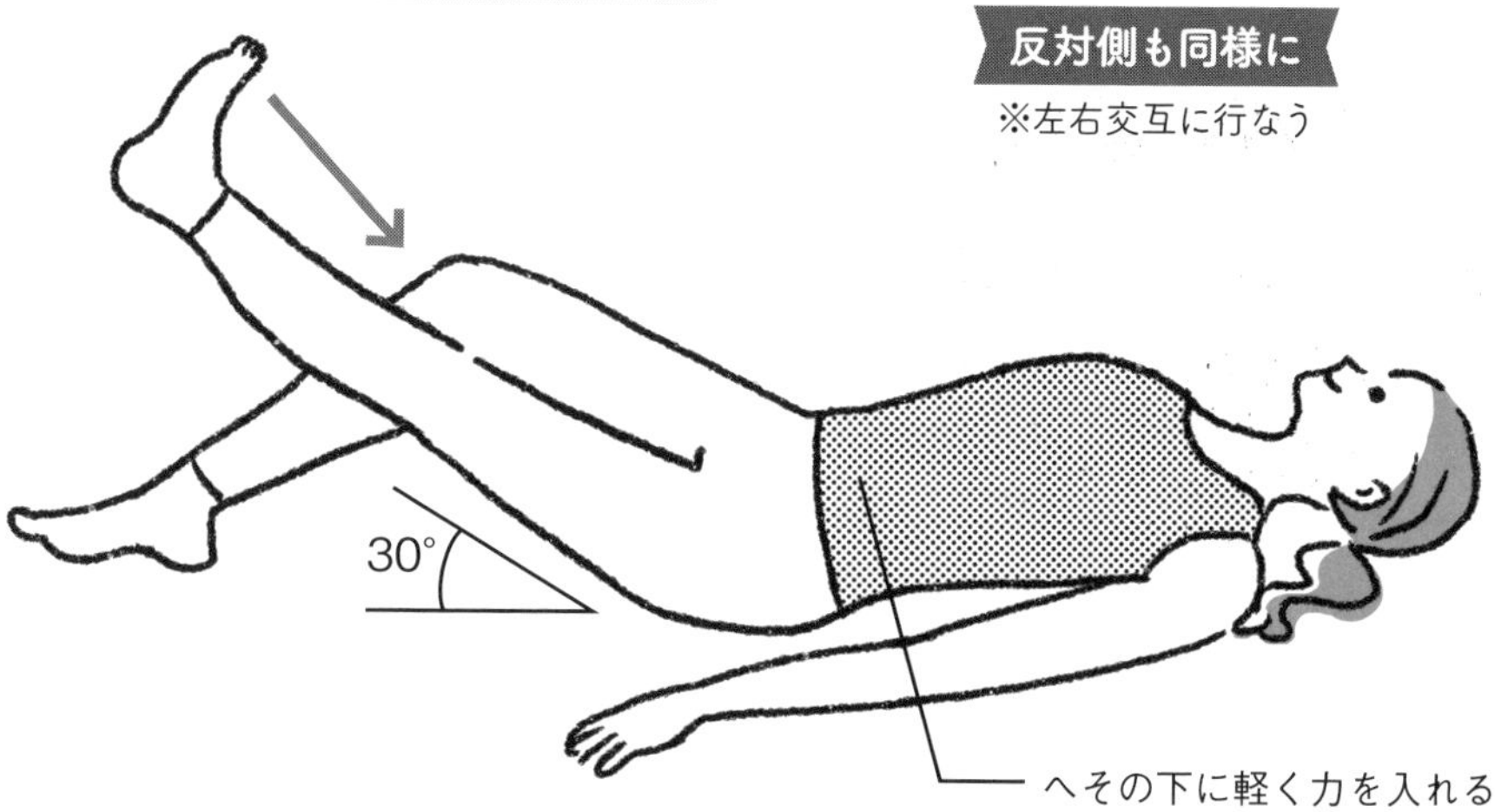

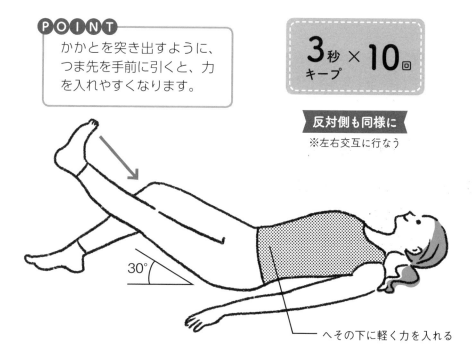

腹筋

頭を上げるだけでも腹筋を鍛えられます。
ひねりの動作で腹斜筋もトレーニング。

STEP 1

基本姿勢

仰向けに寝て、両手は上に、膝を立てて、足を腰幅にひらく。

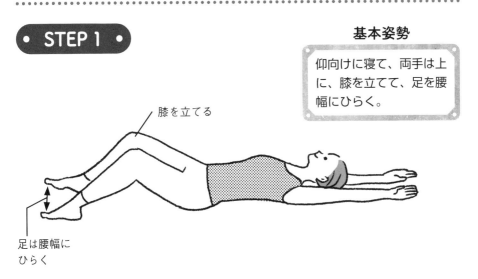

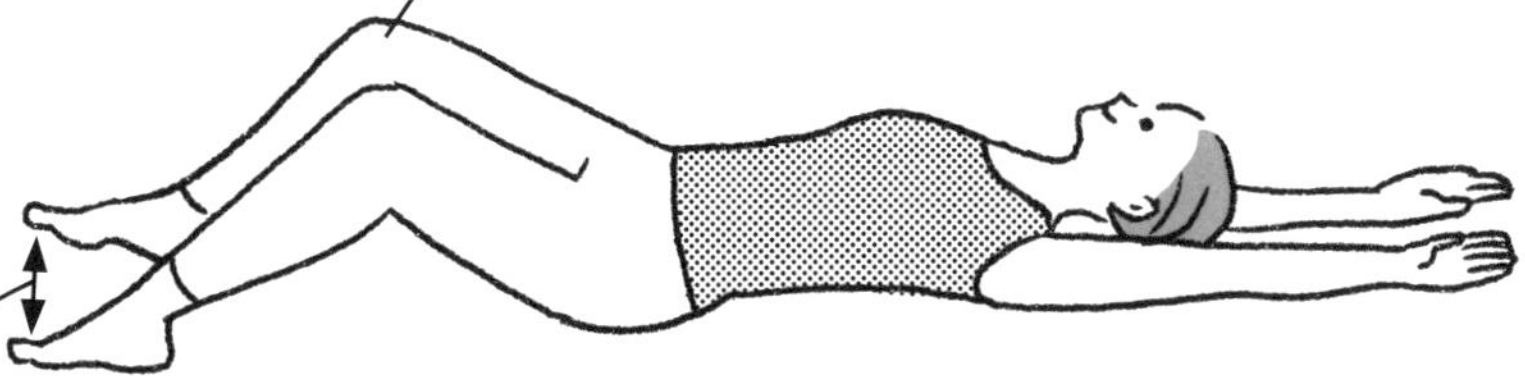

膝を立てる
足は腰幅にひらく

1 1、2、3と数えながら、
頭を上げて両手で両太ももを触り、
ゆっくりと基本姿勢に戻る。

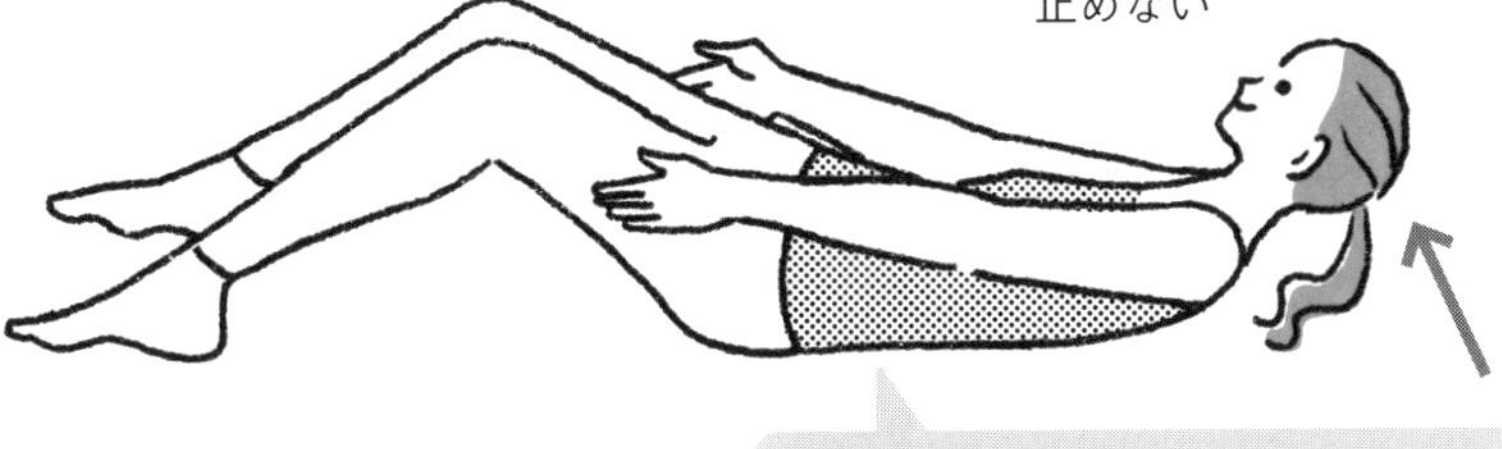

両太ももを触る
呼吸は止めない

息を止めず、数を数えながら上体を起こし、ゆっくりと戻ります。反動で起き上がると腹筋トレーニングの効果がないだけでなく、腰を痛める危険があるので注意。

POINT
上半身をひねるときに横腹の腹斜筋を意識して行なうと効果UP。

2

1、2、3と数えながら、
頭を上げて両手で右太ももを触り、
ゆっくりと基本姿勢に戻る。

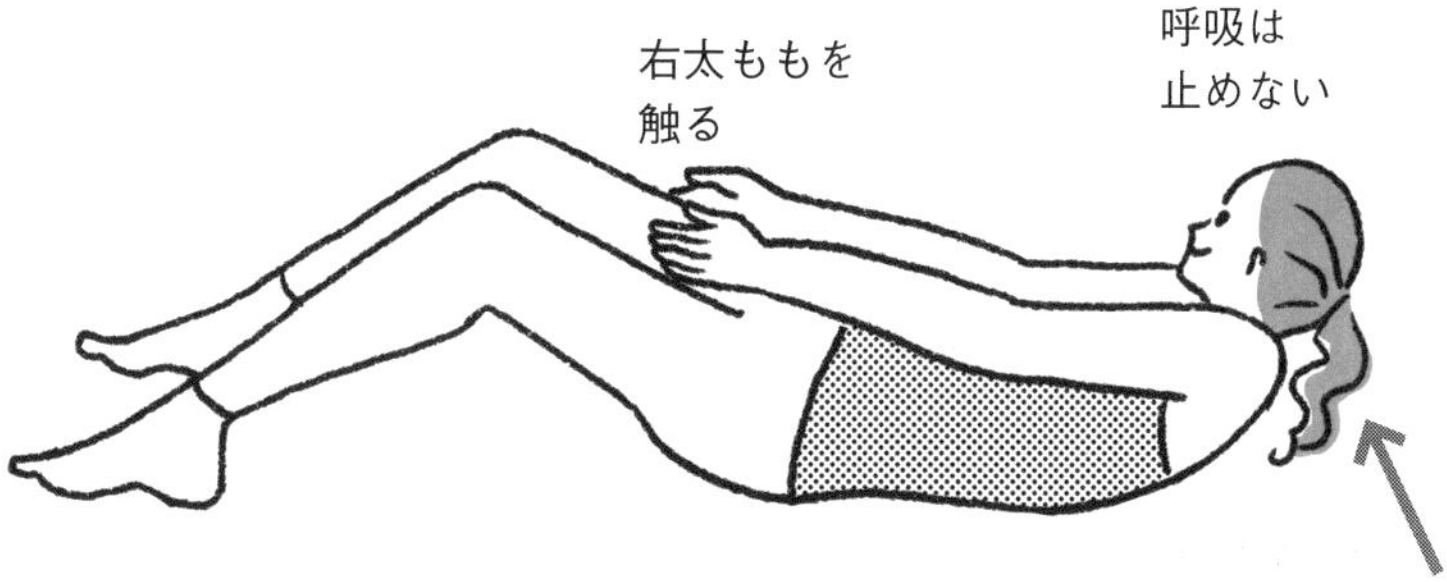

3

1、2、3と数えながら、
頭を上げて両手で左太ももを触り、
ゆっくりと基本姿勢に戻る。

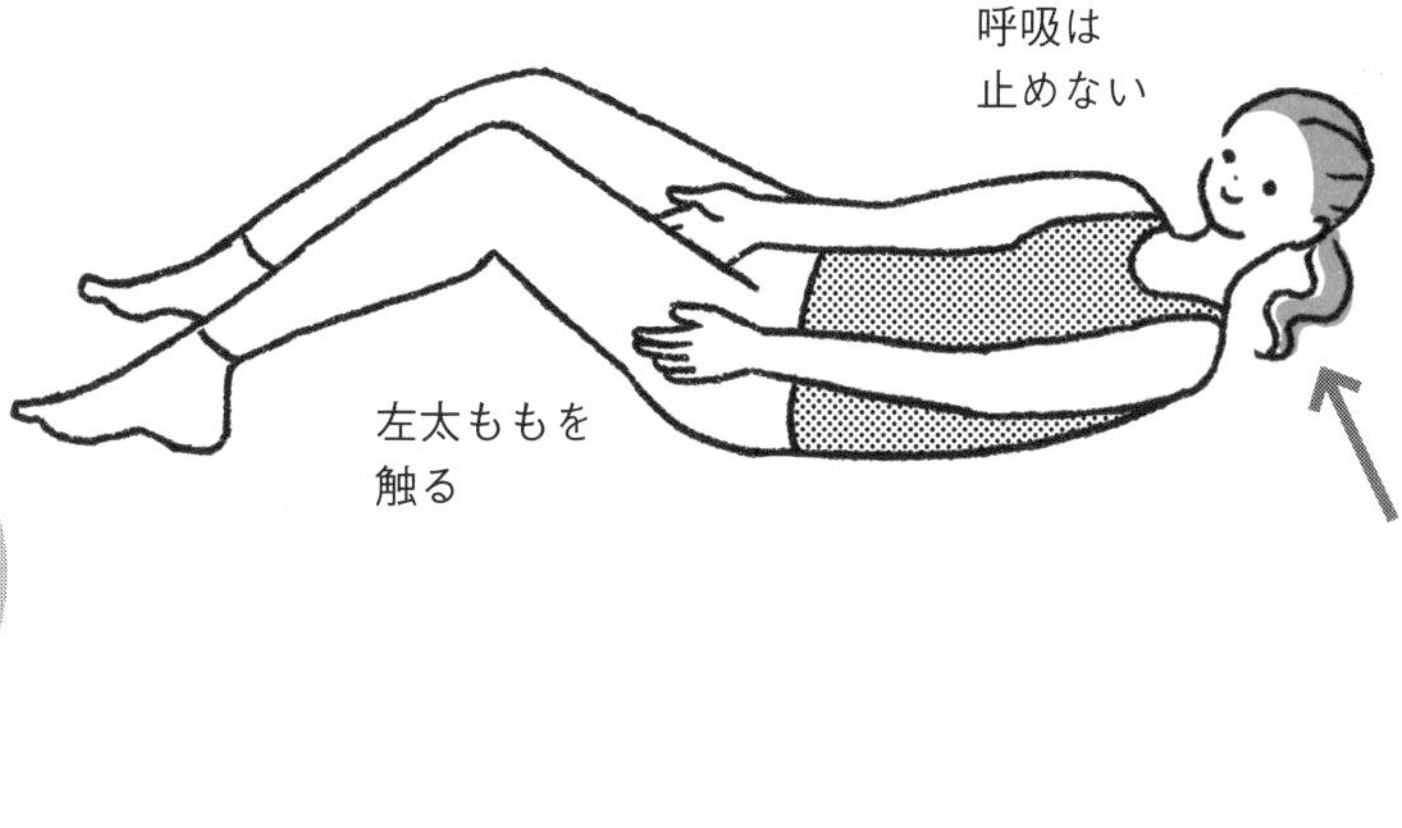

1～3を順に
10回
くりかえす

STEP 2

基本姿勢

仰向けに寝て、両手は上に、膝を立てて、足を腰幅にひらく。

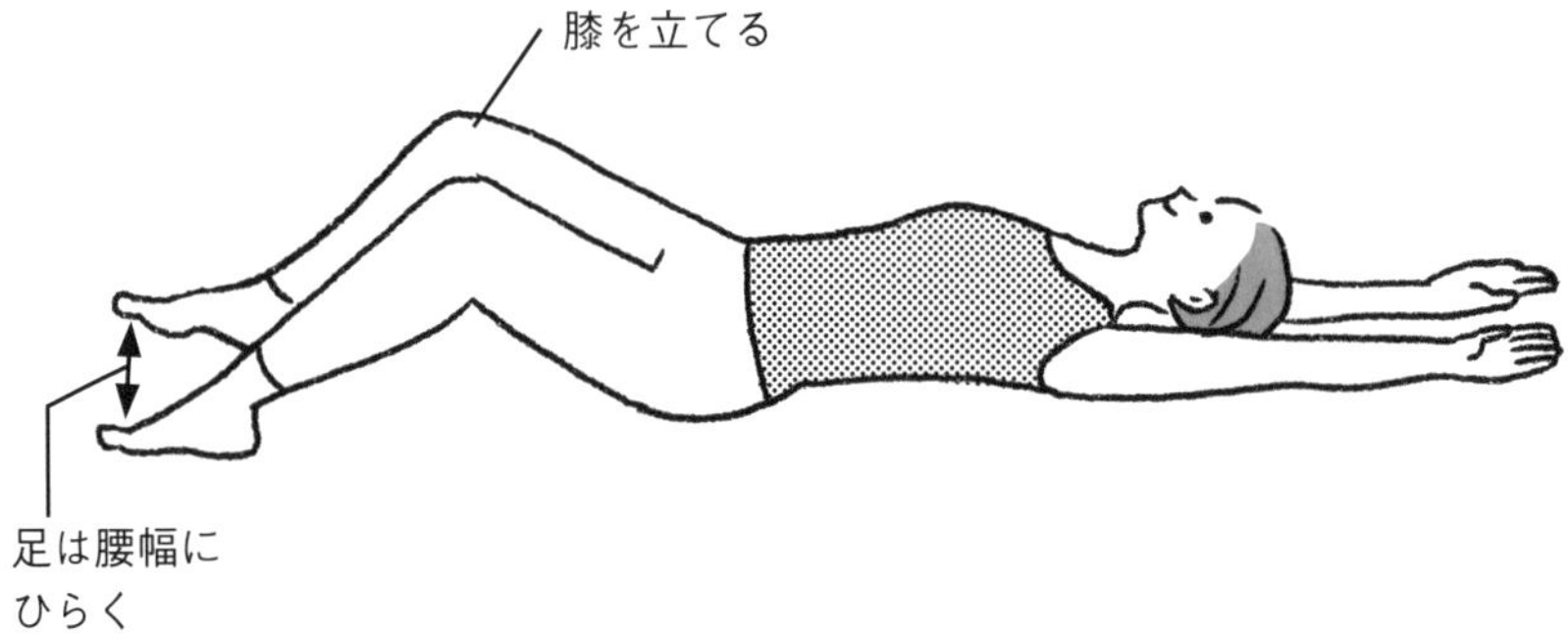
膝を立てる
足は腰幅に
ひらく

1 1、2、3と数えながら、
肩甲骨が床から離れるくらいまで
上体を起こし、両手で両太ももを
触り、ゆっくりと基本姿勢に戻る。

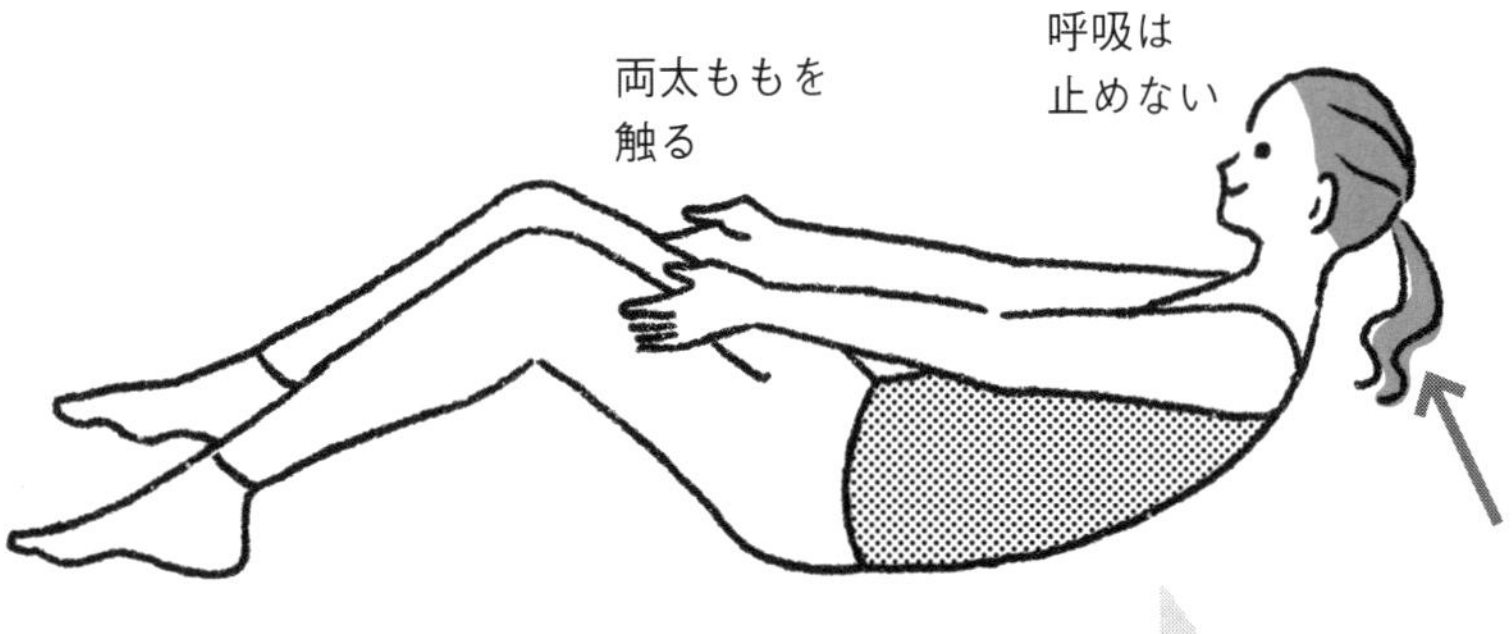
両太ももを
触る
呼吸は
止めない

肩甲骨が床から離れるくらいまで上体を起こします。完全に上体を起こす必要はありません。腹筋に力が入っているのを意識しながらていねいに行ないましょう。

POINT
上半身をひねるときに横腹の腹斜筋を意識して行なうと効果UP。

2 1、2、3と数えながら、肩甲骨が床から離れるくらいまで上体を起こし、両手で右太ももを触り、ゆっくりと基本姿勢に戻る。

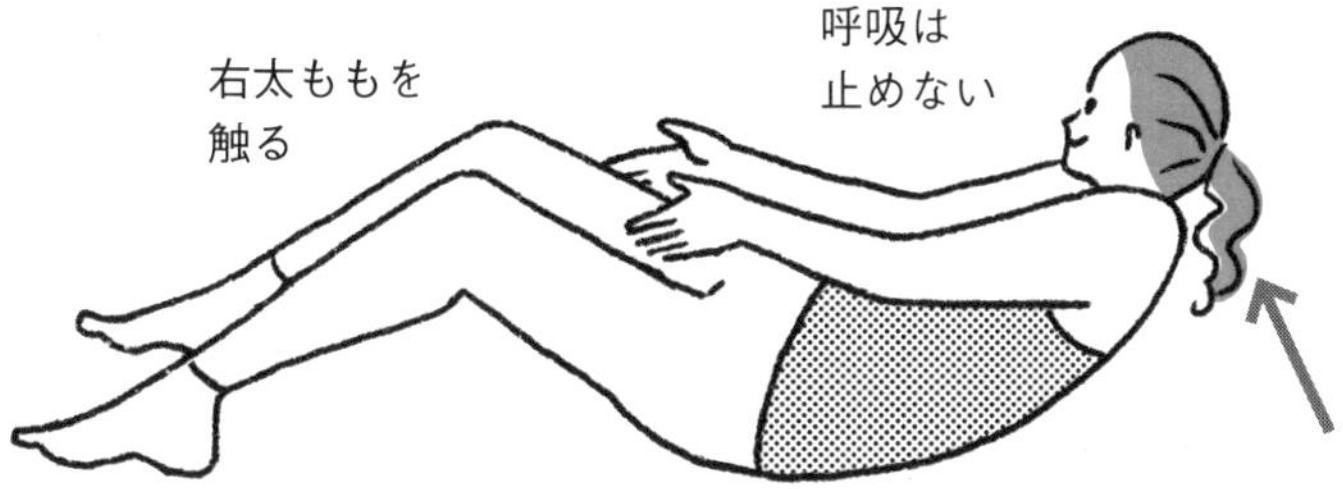

3 1、2、3と数えながら、肩甲骨が床から離れるくらいまで上体を起こし、両手で左太ももを触り、ゆっくりと基本姿勢に戻る。

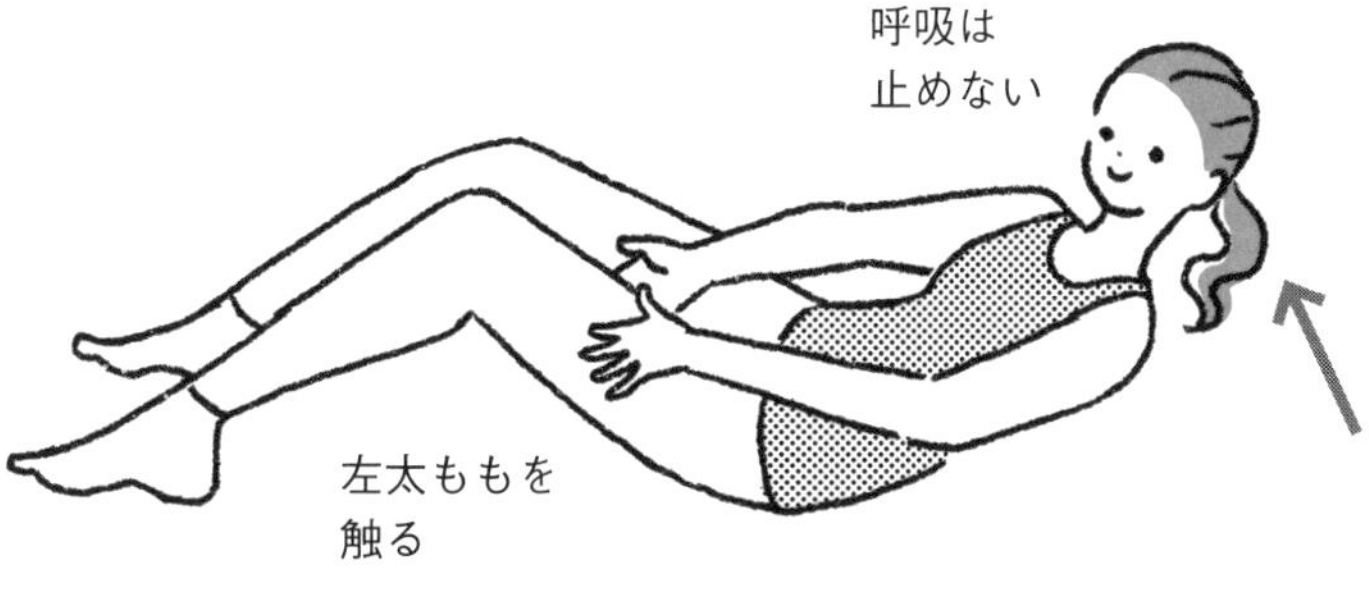

1〜3を順に
10回
くりかえす

背中反らし

背筋とお尻の筋肉を鍛えます。
背曲がりなどの予防・改善に。

• STEP 1 •

基本姿勢

うつ伏せになり、両腕を真上に伸ばす。

腕を真上に上げると痛い人は、まず真横に伸ばして、そのあとできる範囲で上げていく。真横より少し上、斜め上ぐらいでも大丈夫。

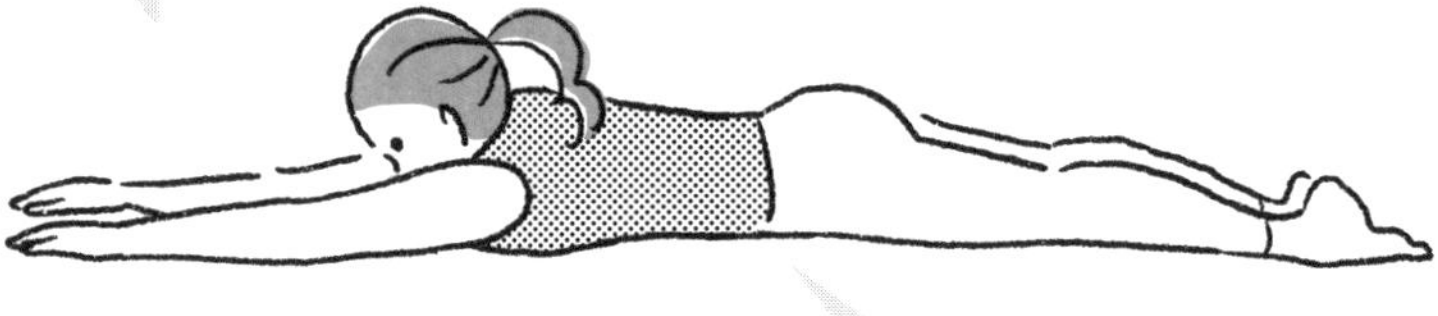

うつ伏せになると腰が反って痛い場合は、おなかの下に枕やクッションを入れて、無理のないように行なう。

1 1、2、3と数えながら、右腕を上げ、ゆっくりと基本姿勢に戻る。

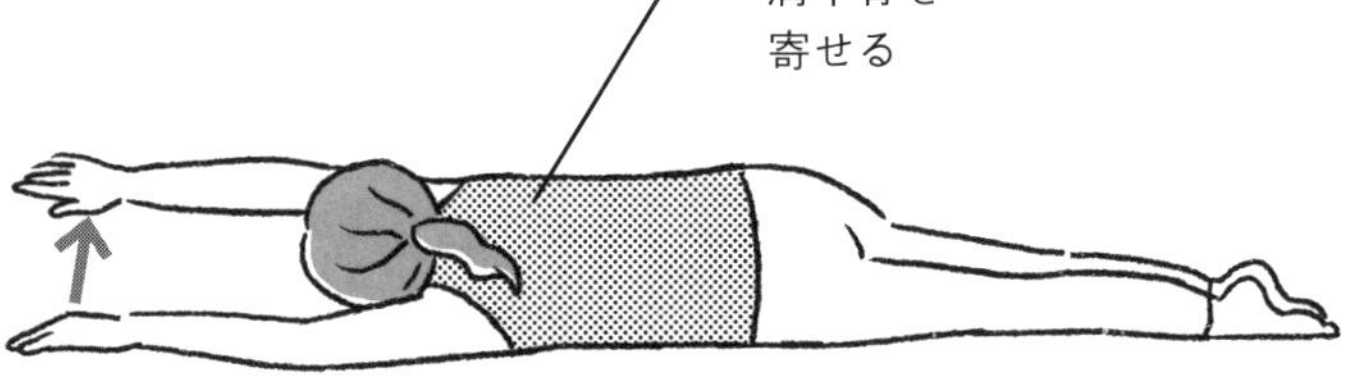

POINT

腕を上げるときは、肩甲骨を寄せるように動かして、腕を持ち上げるイメージで。

2

1、2、3と数えながら、
左腕を上げ、ゆっくりと
基本姿勢に戻る。

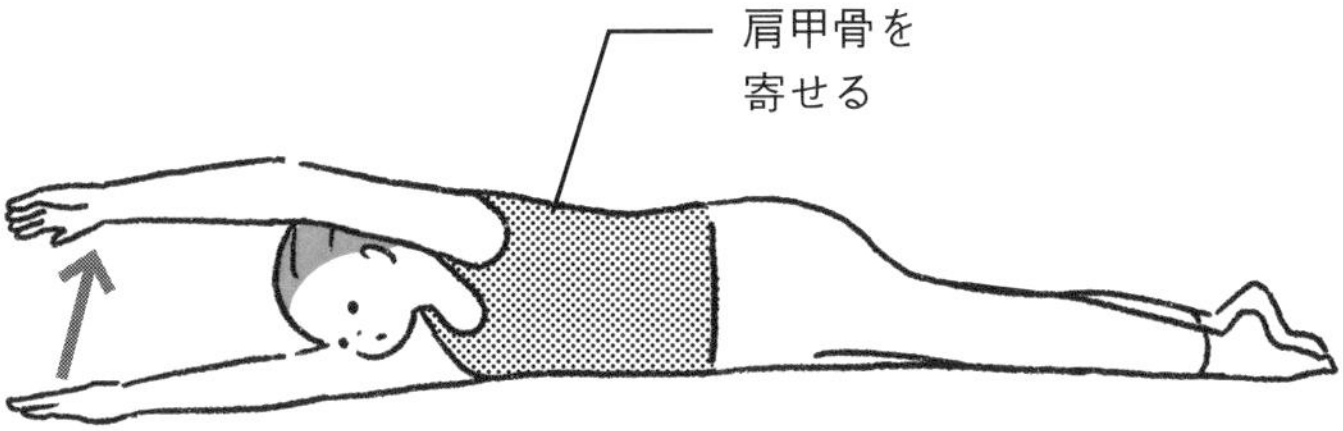

3

1、2、3と数えながら、
右脚を上げ、ゆっくりと
基本姿勢に戻る。

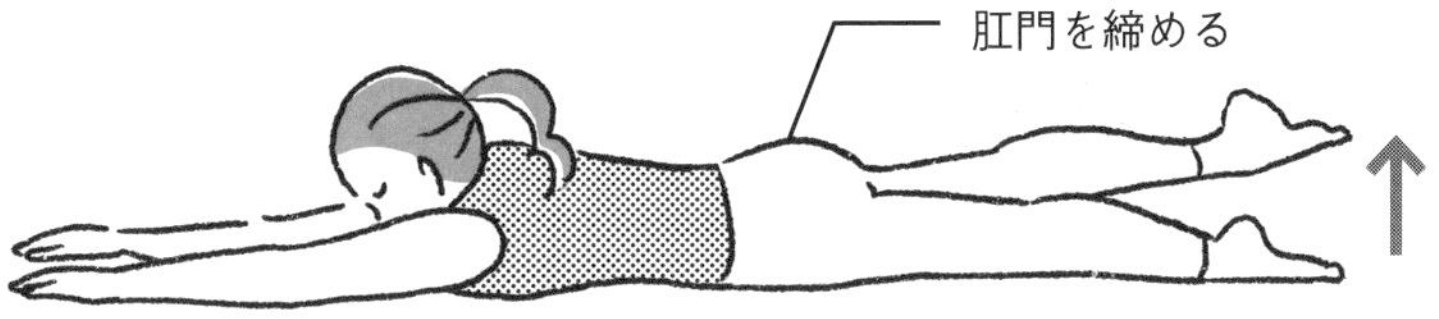

4

1、2、3と数えながら、
左脚を上げ、ゆっくりと
基本姿勢に戻る。

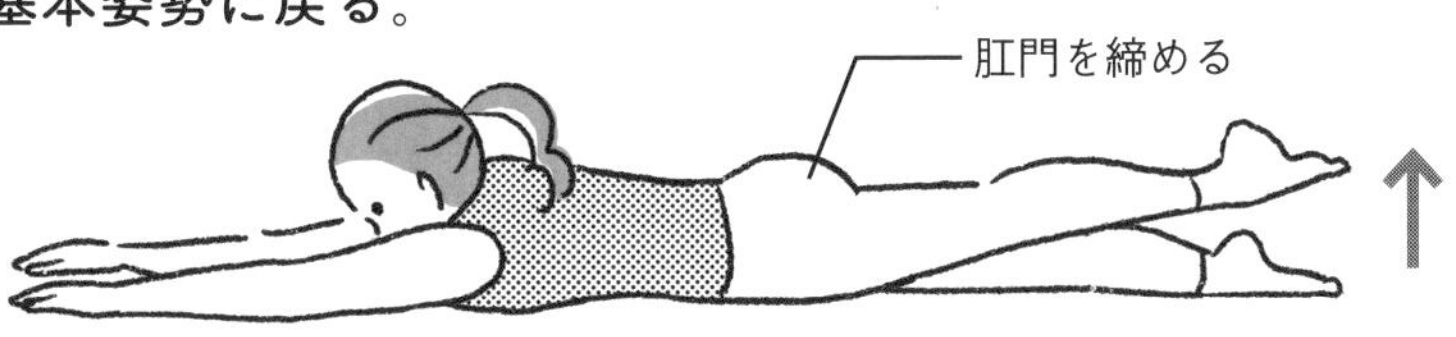

1～4を順に
10回
くりかえす

POINT

脚は高く上げることより、お尻に軽く力を入れて締める感じを意識して行ないましょう。

STEP 2

基本姿勢

うつ伏せになり、両腕を真上に伸ばす。

腕を真上に上げると痛い人は、まず真横に伸ばして、そのあとできる範囲で上げていく。真横より少し上、斜め上ぐらいでも大丈夫。

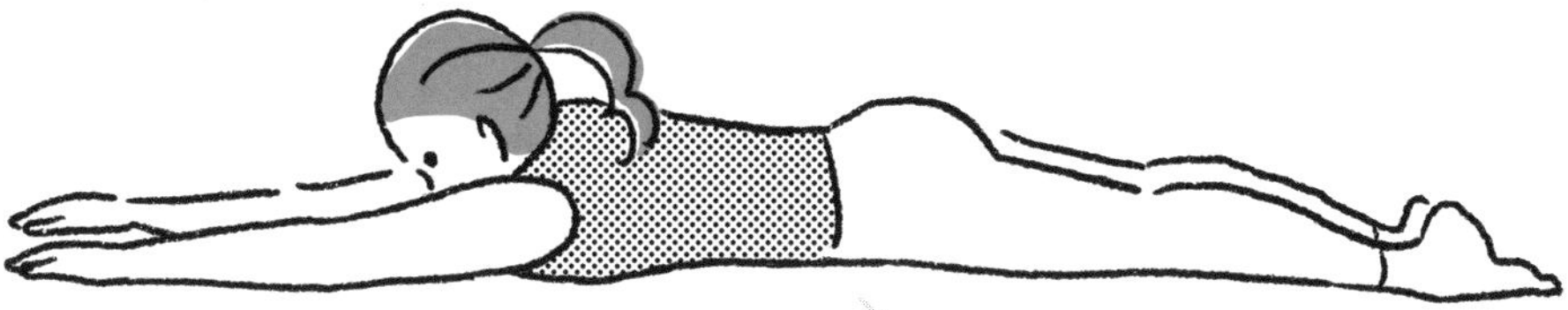

うつ伏せになると腰が反って痛い場合は、おなかの下に枕やクッションを入れて、無理のないように行なう。

POINT

腕を上げるときは、肩甲骨を寄せるように動かして、腕を持ち上げるイメージで。脚は高く上げることより、お尻に軽く力を入れて締める感じを意識して行ないましょう。

1　1、2、3と数えながら、右腕と左脚を上げ、ゆっくりと基本姿勢に戻る。

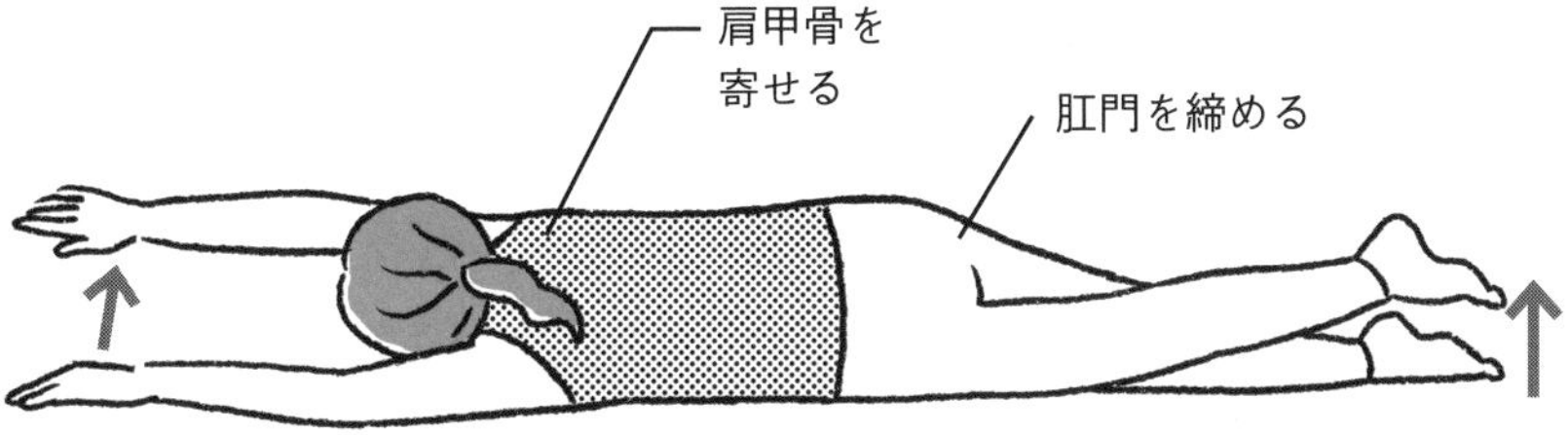

2　1、2、3と数えながら、左腕と右脚を上げ、ゆっくりと基本姿勢に戻る。

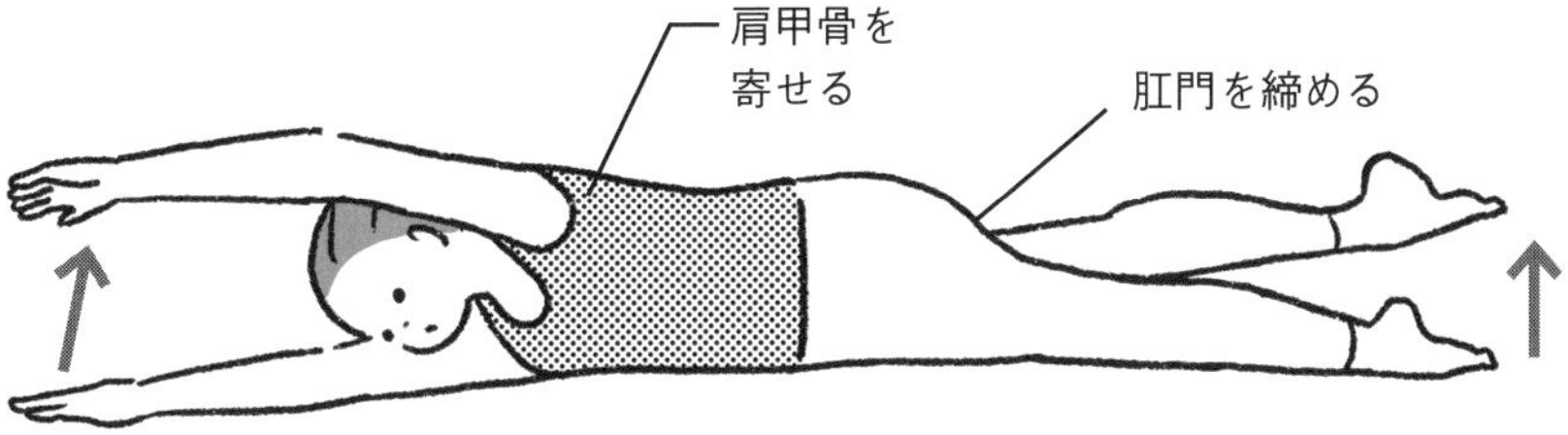

1, 2を交互に
10回
くりかえす

STEP 3

基本姿勢

うつ伏せになり、両腕を真上に伸ばす。

腕を真上に上げると痛い人は、まず真横に伸ばして、そのあとできる範囲で上げていく。真横より少し上、斜め上ぐらいでも大丈夫。

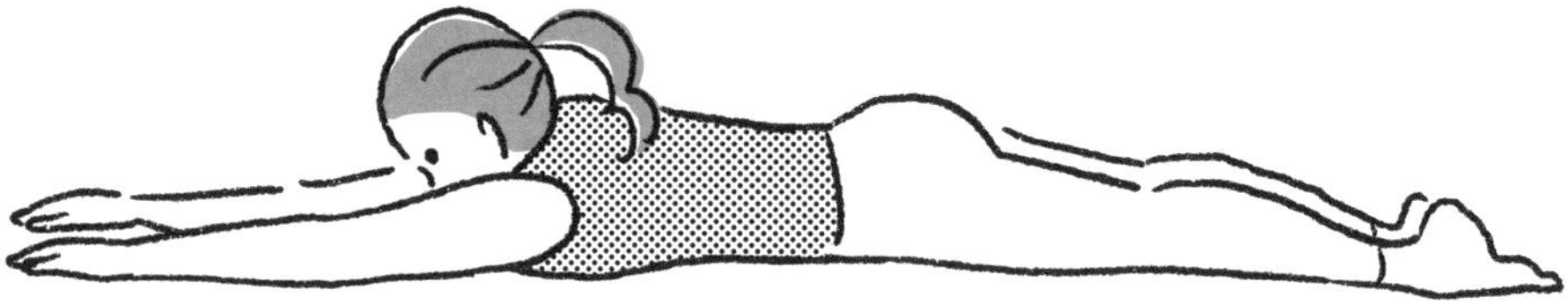

うつ伏せになると腰が反って痛い場合は、おなかの下に枕やクッションを入れて、無理のないように行なう。

POINT

腕を上げるときは、肩甲骨を寄せるように動かして、腕を持ち上げるイメージで。脚は高く上げることより、お尻に軽く力を入れて締める感じを意識して行ないましょう。

1 1、2、3と数えながら、右腕と右脚を上げ、ゆっくりと基本姿勢に戻る。

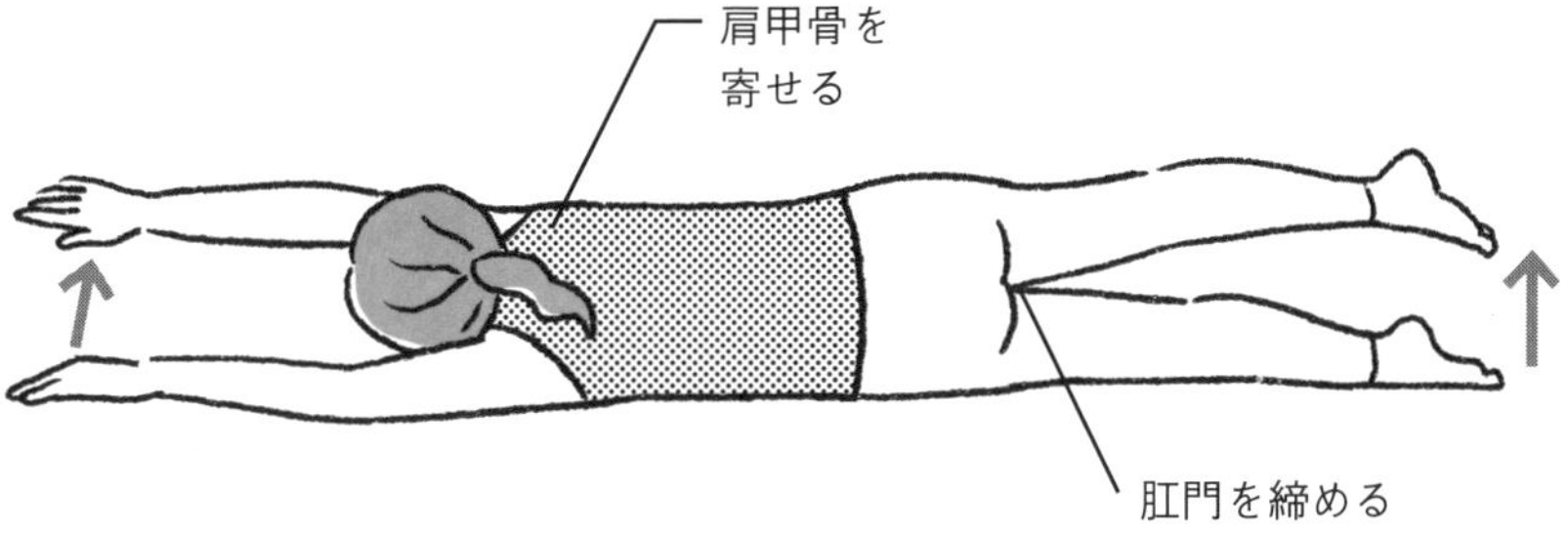

2 1、2、3と数えながら、左腕と左脚を上げ、ゆっくりと基本姿勢に戻る。

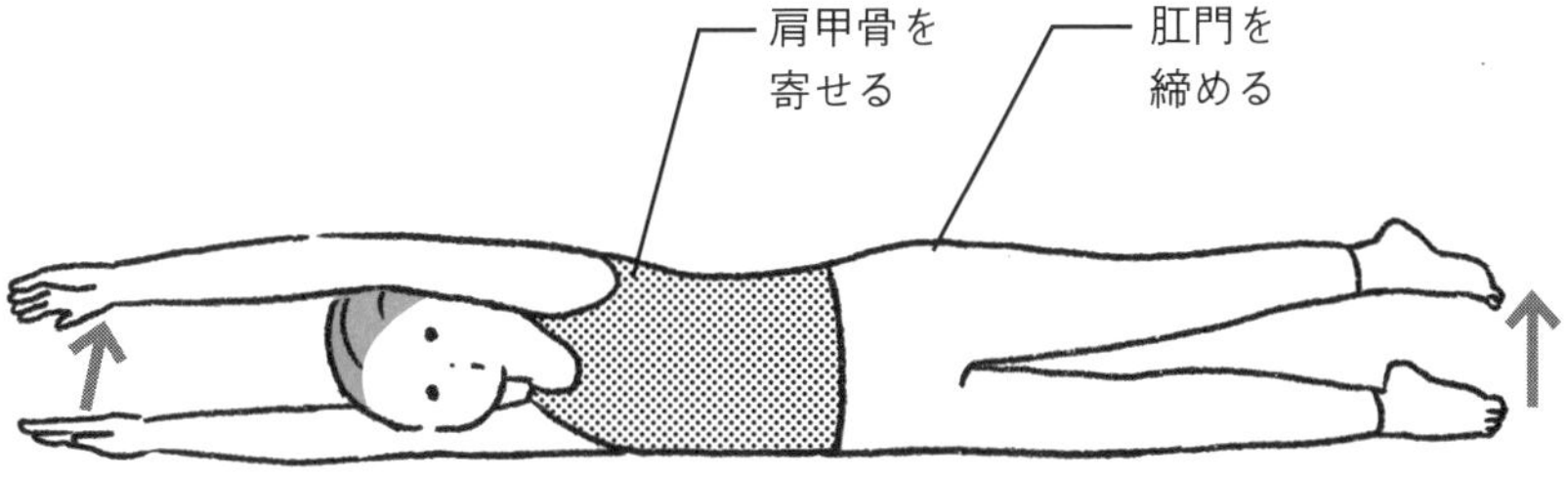

1, 2を交互に
10回
くりかえす

太もも上げ

お尻の筋肉を意識して
ていねいに行ないましょう。

1 うつ伏せになる。

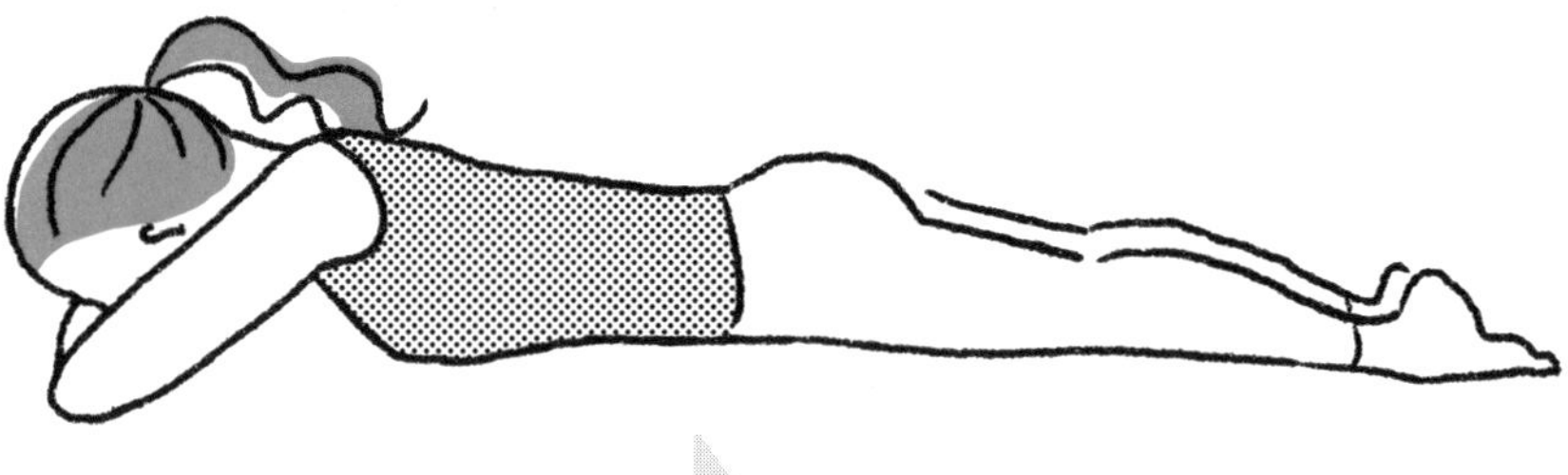

うつ伏せになると腰が反って痛い場合は、おなかの下に枕やクッションを入れて、無理のないように行なう。

10回
くりかえす

反対側も同様に
※左右交互に行なう

2 左膝を90度に曲げ、骨盤が浮かないようにおなかに力を入れ、1、2、3と数えながら膝を少し上げる。

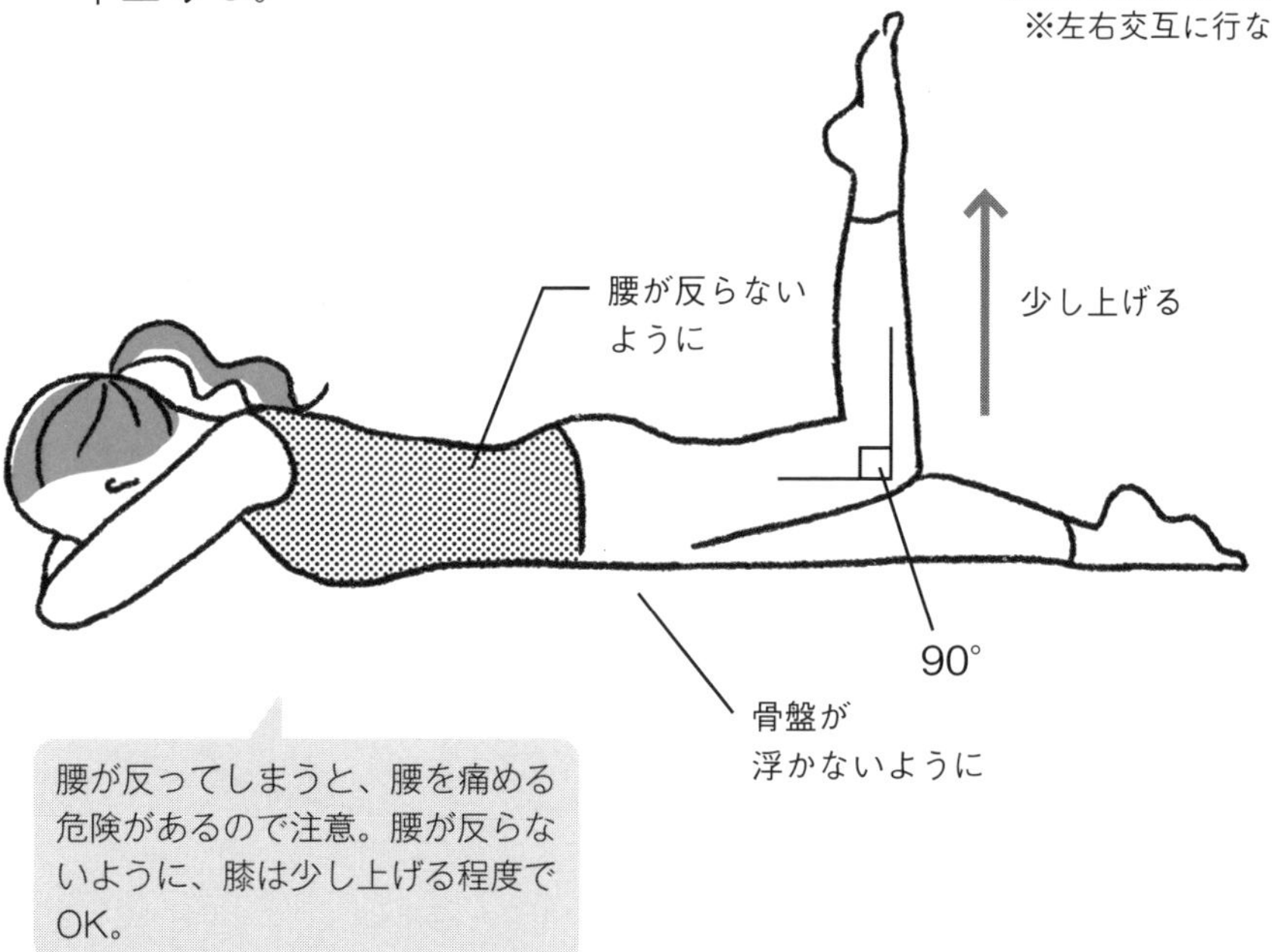

腰が反ってしまうと、腰を痛める危険があるので注意。腰が反らないように、膝は少し上げる程度でOK。

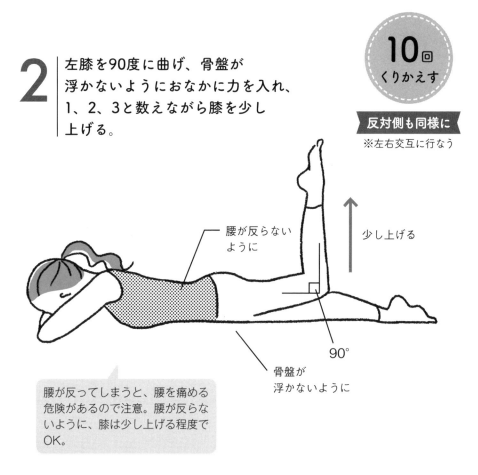

横向き太もも上げ

骨盤を支える筋肉を鍛える
運動。
歩行障害の予防に。

1 上体を起こした状態で横向きになり、
両膝を90度に曲げる。

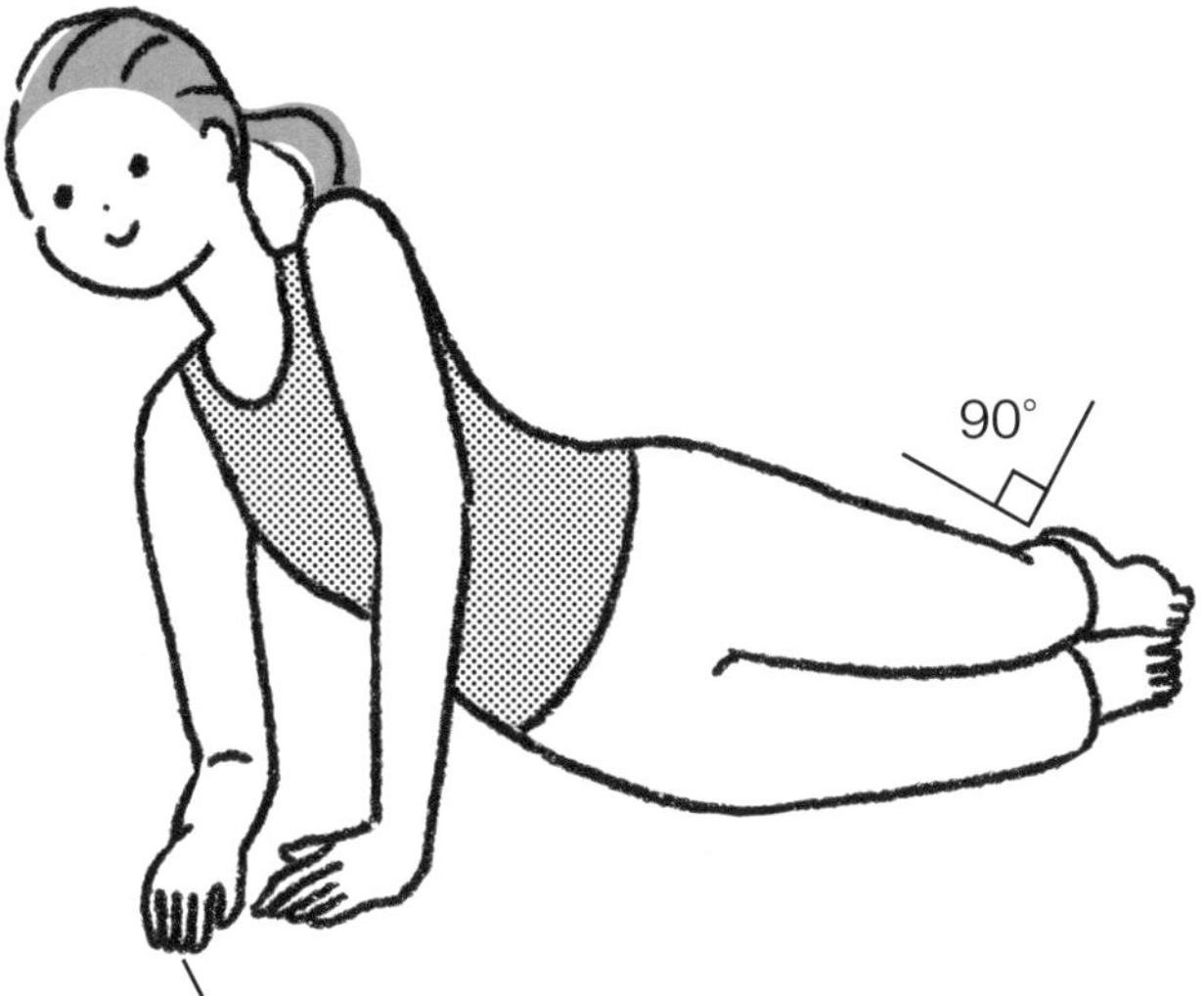

2 1、2、3と数えながら、左脚を斜め後ろへ引き上げる。

1,2を
10回
くりかえす

反対側も同様に

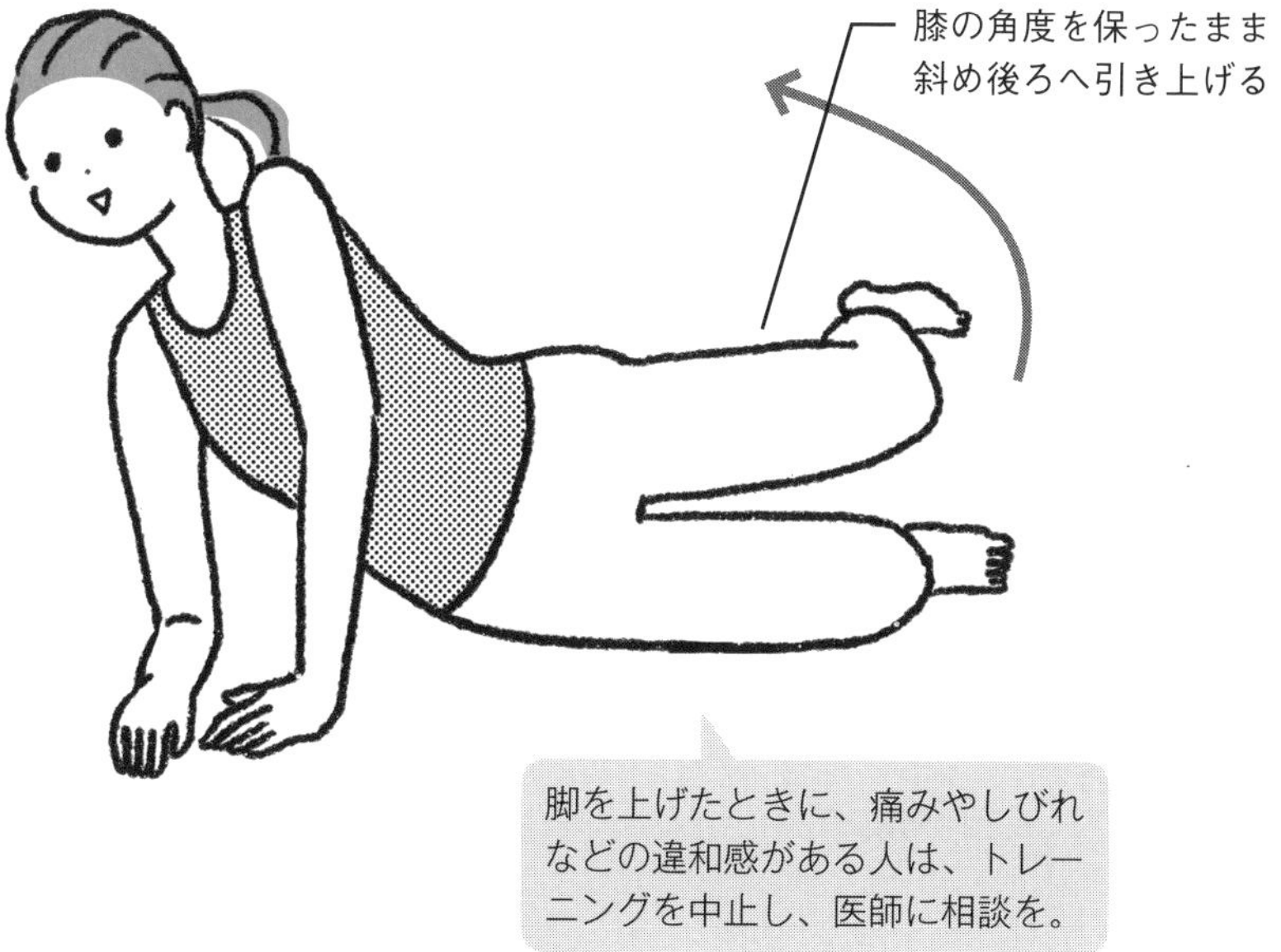
膝の角度を保ったまま
斜め後ろへ引き上げる

脚を上げたときに、痛みやしびれなどの違和感がある人は、トレーニングを中止し、医師に相談を。

腕の上げ下ろし

胸まわりや腕の筋肉を鍛えて
姿勢の維持、握力アップ。

◉準備するもの◉
水を入れた500mLの
ペットボトル

1 仰向けに寝て膝を立て、足を腰幅にひらく。
ペットボトルを両手で持つ。

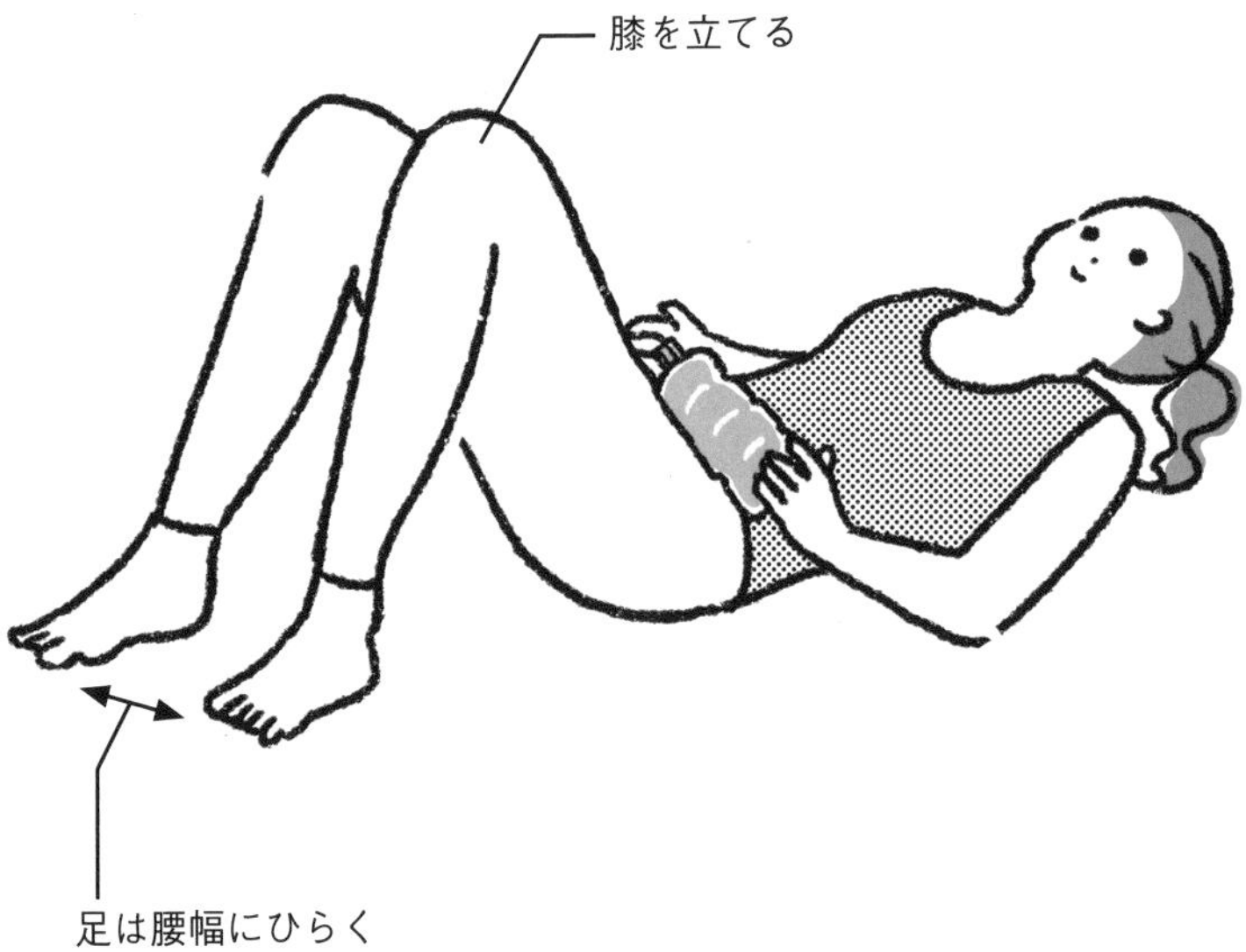

2　1、2、3と数えながら、天井に向かって突き上げるように、両手でペットボトルを持ち上げる。

1,2を
10回
くりかえす

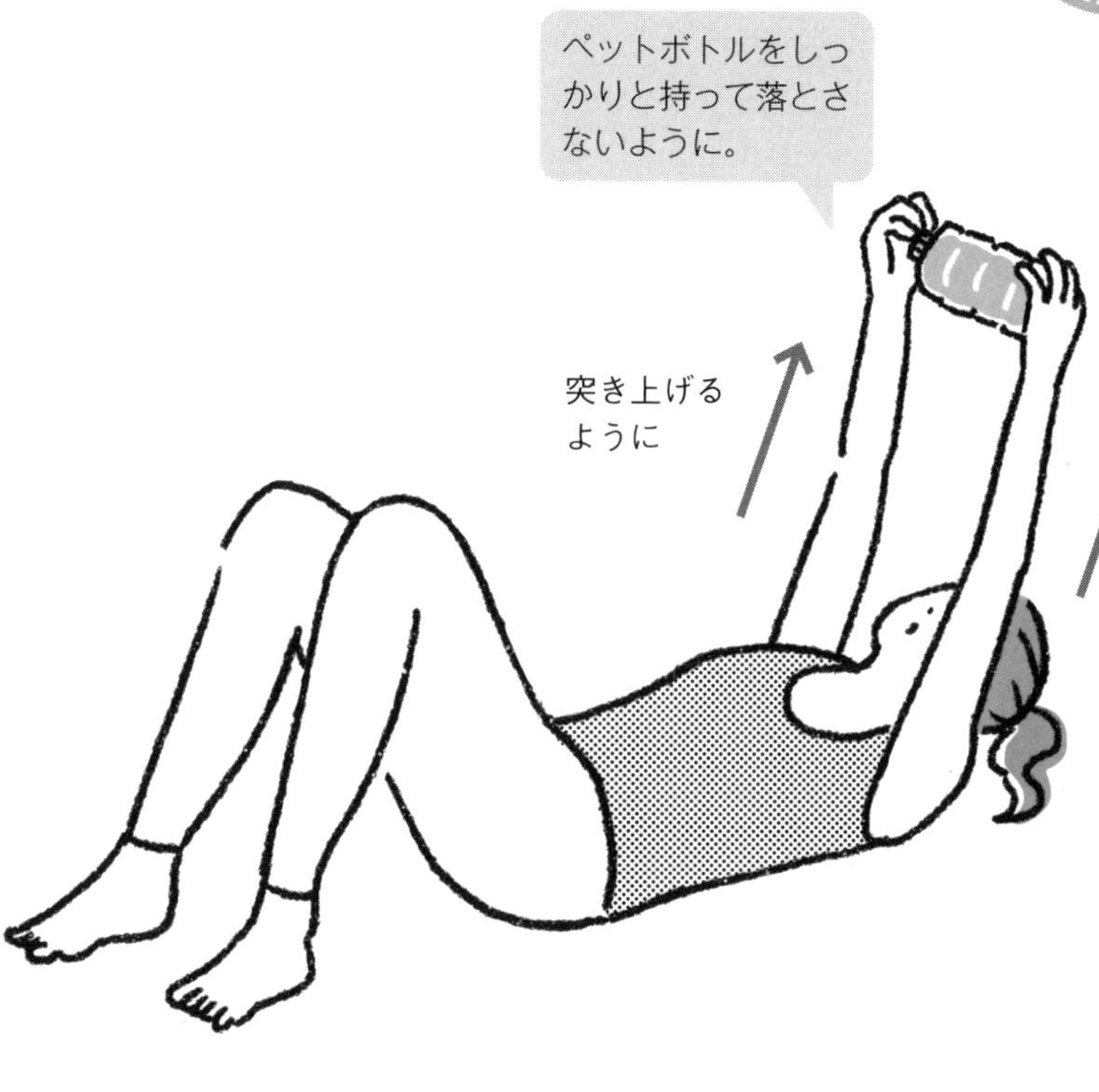
ペットボトルをしっかりと持って落とさないように。
突き上げるように
ひじを伸ばす

POINT
無理なくできるようになったら、ペットボトルを片手で１本ずつ持ってステップアップ。落とすと危険です。しっかりと持って行ないましょう。

自転車こぎ

膝や股関節を強化する運動。
ゆっくりと行なうのがポイントです。

1 仰向けに寝て膝を立て、足は腰幅にひらく。

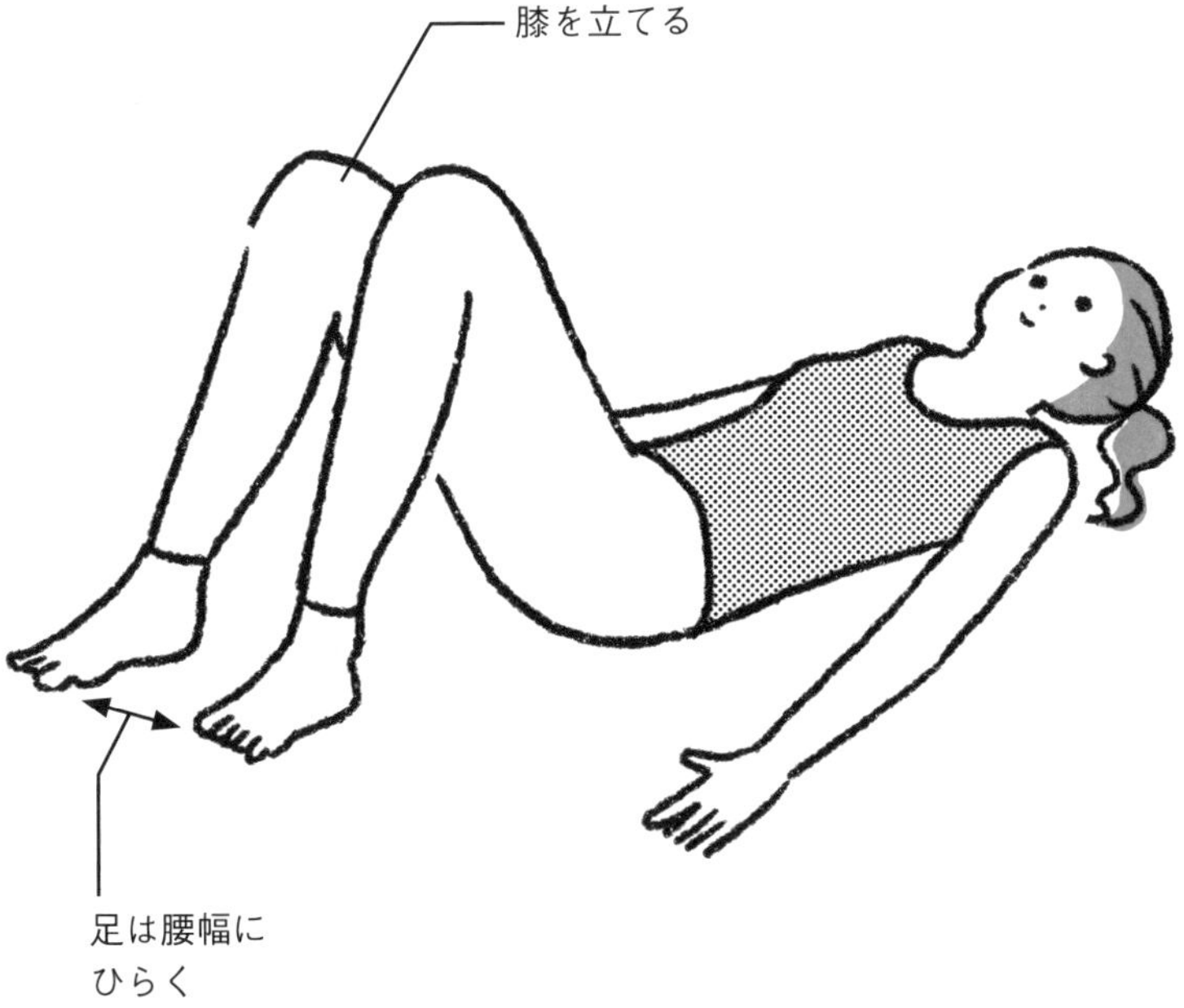

2 自転車をこぐ要領で、両脚交互に膝を曲げて伸ばす。

左右交互に
10回
膝はできるだけ
伸ばす
腰は床に
つけたまま

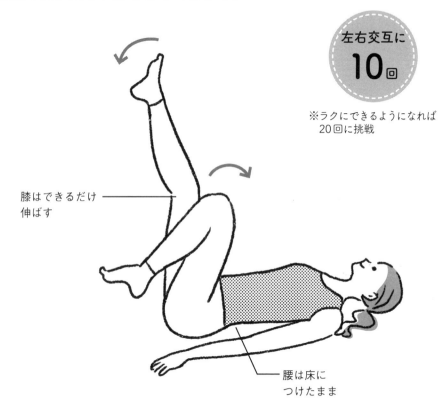

※ラクにできるようになれば
20回に挑戦

バランス感覚を向上させる運動

体重を支えながら、移動したり運動したりするために必要なバランス感覚を向上させる運動。

準備運動、筋肉を鍛える運動のあと、体が動くようになってから四つ這いや立って行ないます。体の重心を意識して行ないましょう。

四つ這い運動

バランス感覚とともに
体幹も鍛えていきます。

基本姿勢

肩、腰、膝がそれぞれ90度になるように、四つ這いになり、膝は腰幅にひらく。

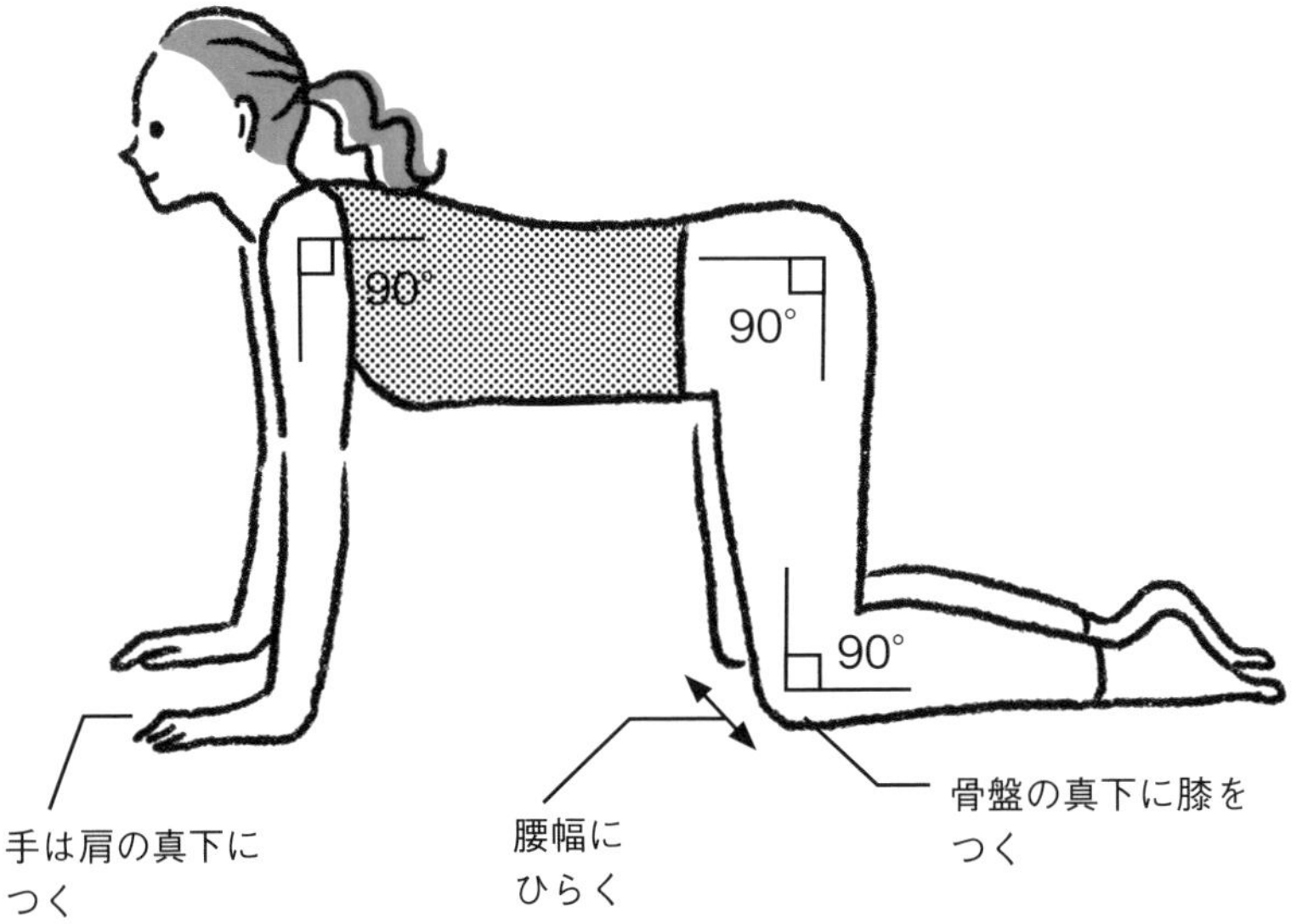

1　手と膝の位置を変えずに3秒かけて上体を前へ移動し、基本姿勢に戻る。同じように３秒かけて上体を後ろへ移動し、基本姿勢に戻る。

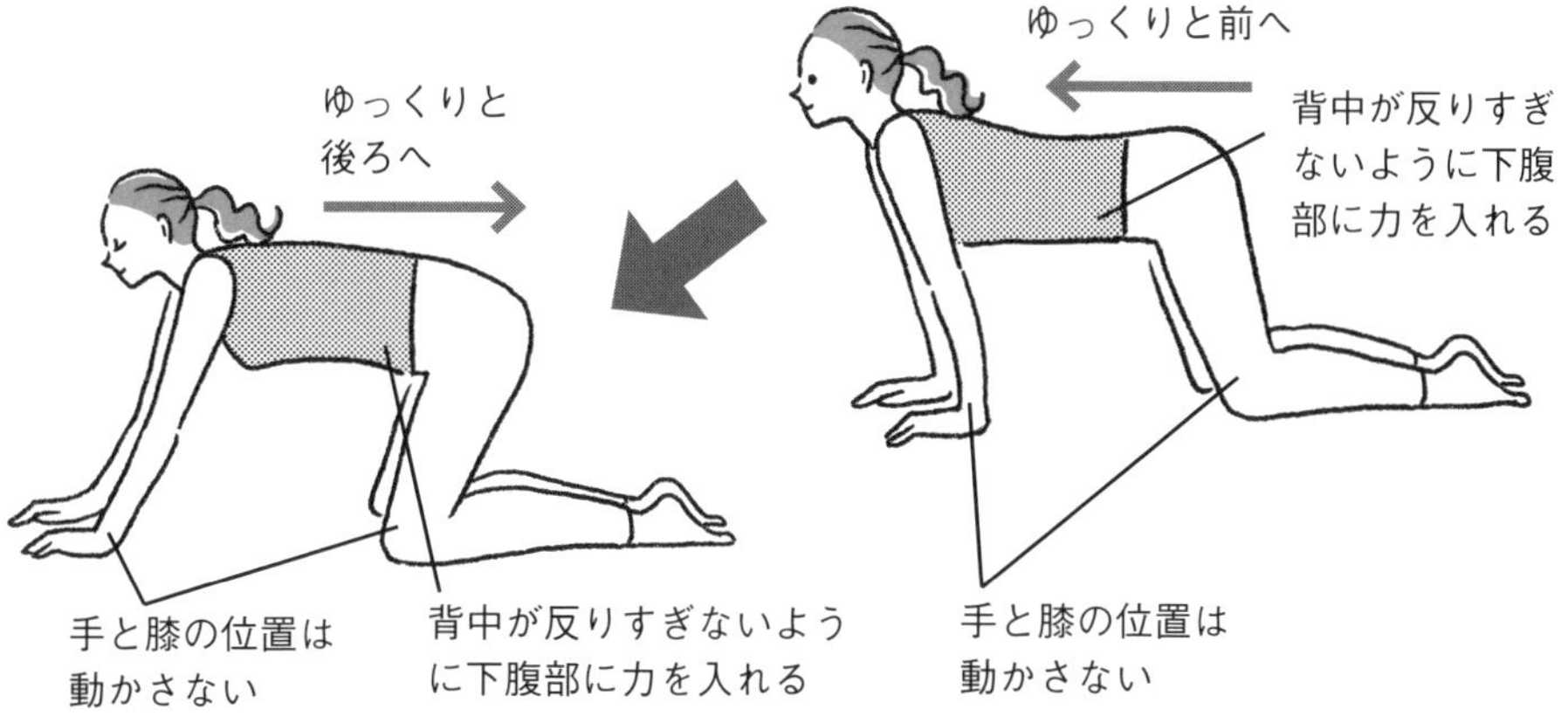
ゆっくりと
後ろへ
ゆっくりと前へ
背中が反りすぎないように下腹部に力を入れる
手と膝の位置は
動かさない
背中が反りすぎないように下腹部に力を入れる
手と膝の位置は
動かさない

2　手と膝の位置を変えずに3秒かけて上体を右へ移動し、基本姿勢に戻る。同じように３秒かけて上体を左へ移動し、基本姿勢に戻る。

ゆっくりと左へ
背中が反りすぎないように下腹部に力を入れる
ゆっくりと右へ
背中が反りすぎないように下腹部に力を入れる
手と膝の位置は
動かさない
手と膝の位置は
動かさない

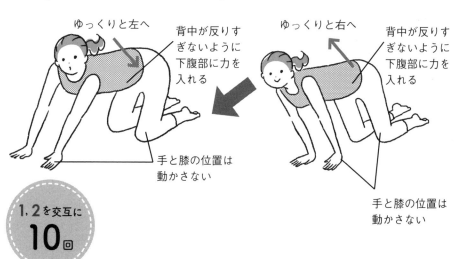

1, 2を交互に10回

3　右脚を伸ばして3秒キープし、基本姿勢（86ページ）に戻る。

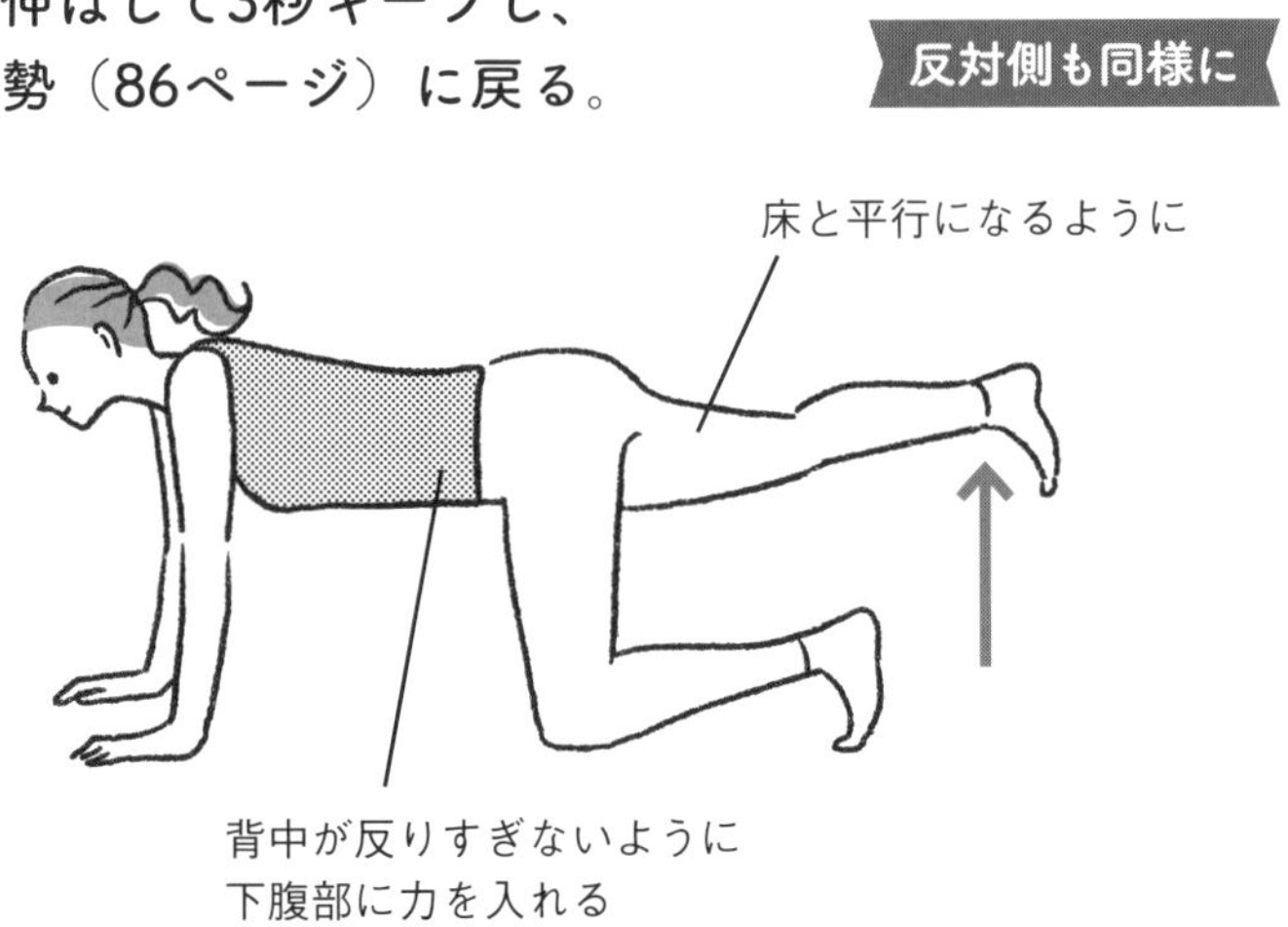
反対側も同様に
床と平行になるように
背中が反りすぎないように
下腹部に力を入れる

4　左手を伸ばして3秒キープし、基本姿勢（86ページ）に戻る。

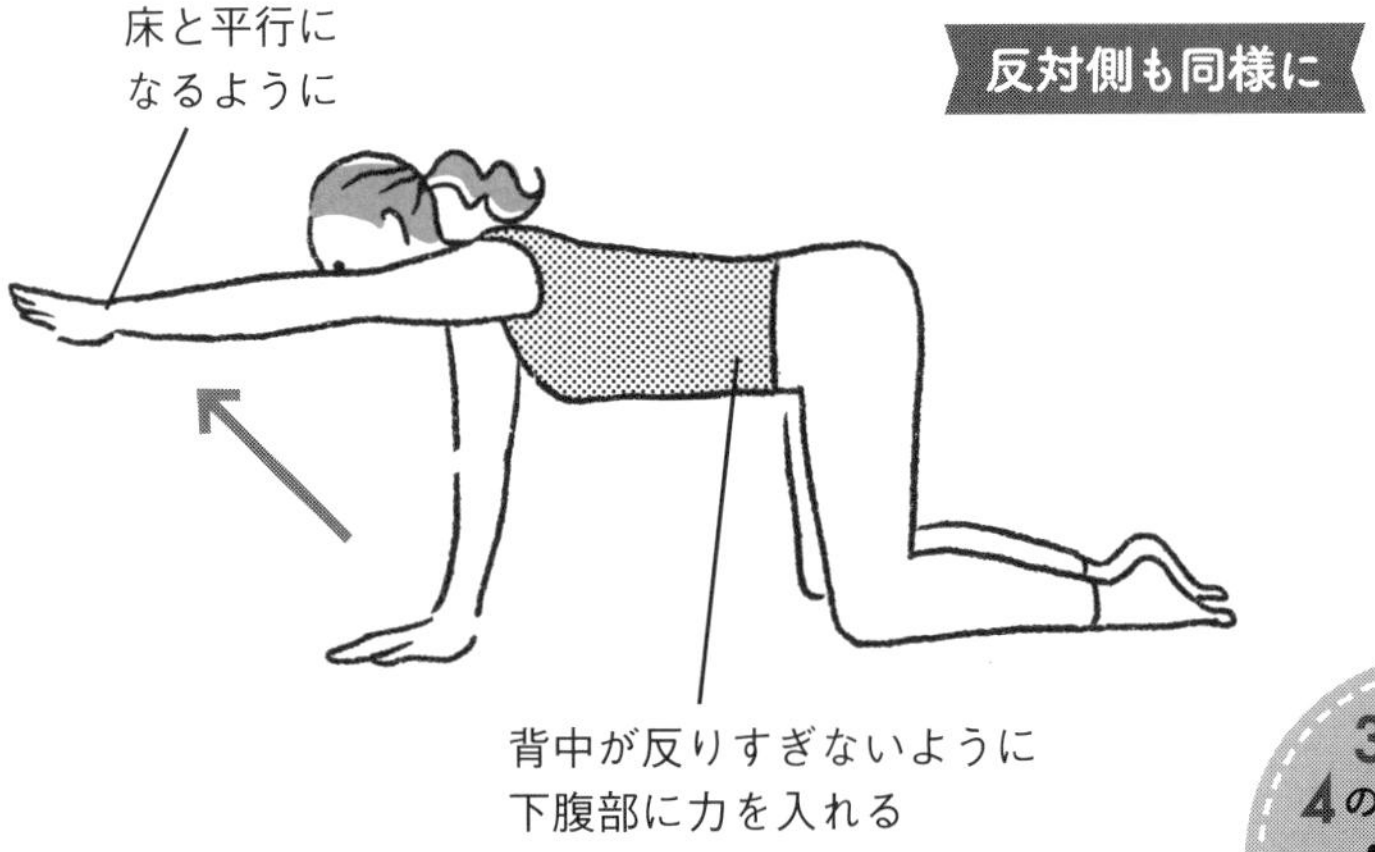
床と平行に
なるように
反対側も同様に
背中が反りすぎないように
下腹部に力を入れる

3の右左、4の左右の順に10回くりかえす

5 右手と左脚を伸ばして3秒キープし、基本姿勢（86ページ）に戻る。

反対側も同様に

左右交互に **10**回 くりかえす

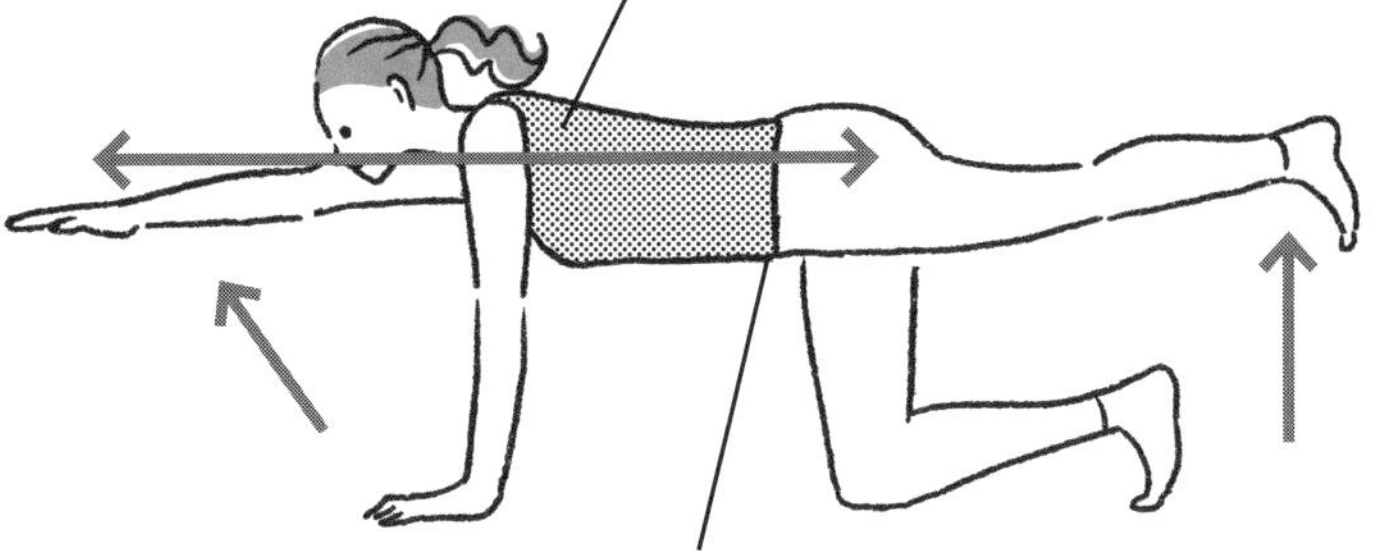
手から足まで床と
平行になるように
背中が反りすぎないように
下腹部に力を入れる

6 左手と左脚を伸ばして3秒キープし、基本姿勢（86ページ）に戻る。

反対側も同様に

左右交互に **10**回 くりかえす

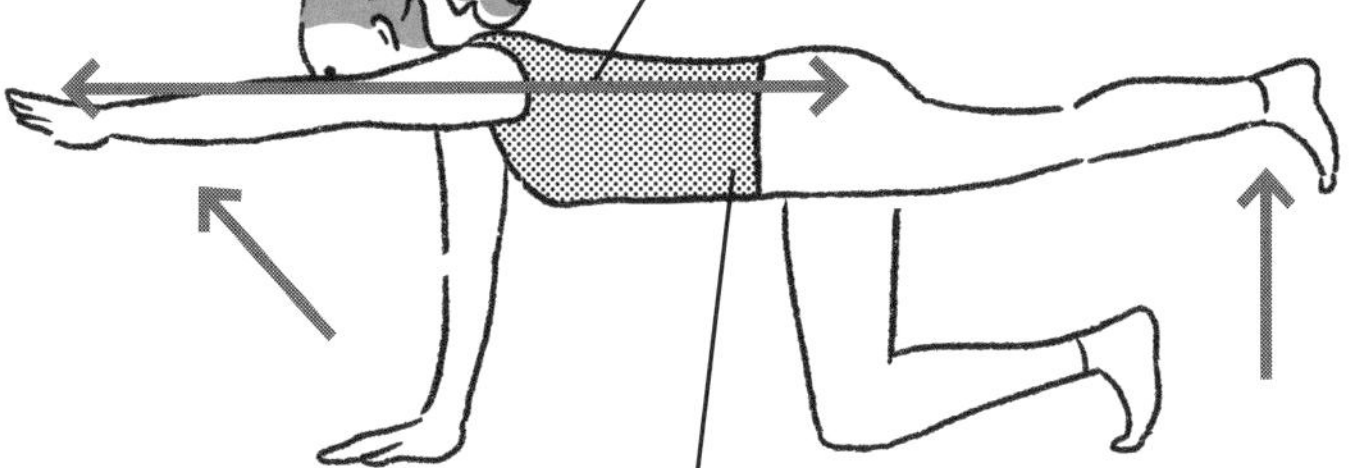
手から足まで床と
平行になるように
背中が反りすぎないように
下腹部に力を入れる

もも上げ足踏み

バランス感覚の向上だけでなく
股関節周りの筋トレにも効果的。

1 足は肩幅にひらき、あごを引いて胸を張り、背すじを伸ばして立つ。

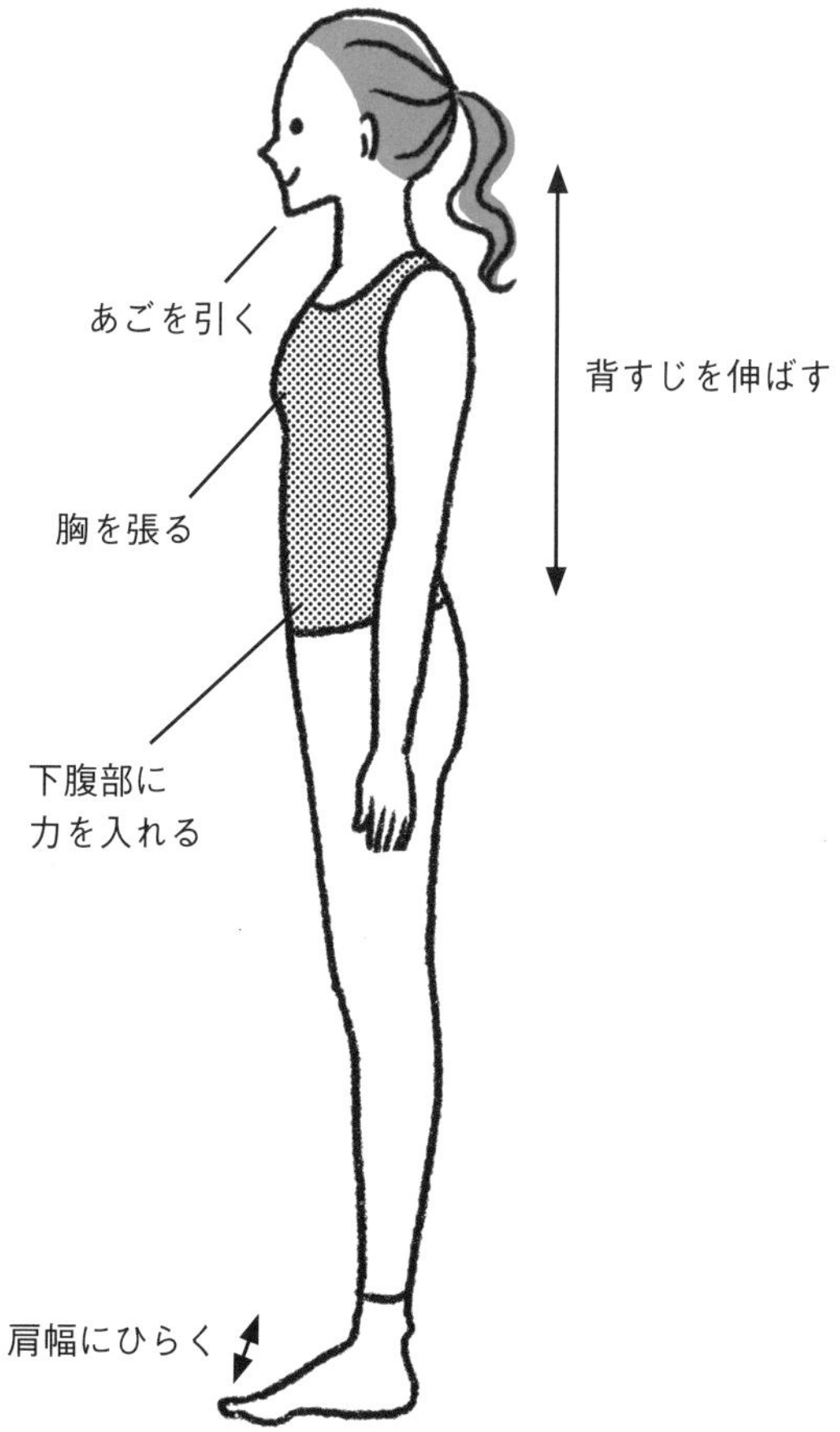
あごを引く
背すじを伸ばす
胸を張る
下腹部に
力を入れる
肩幅にひらく

2 腕をしっかりと振って、太ももを高く上げ、足踏みをする。

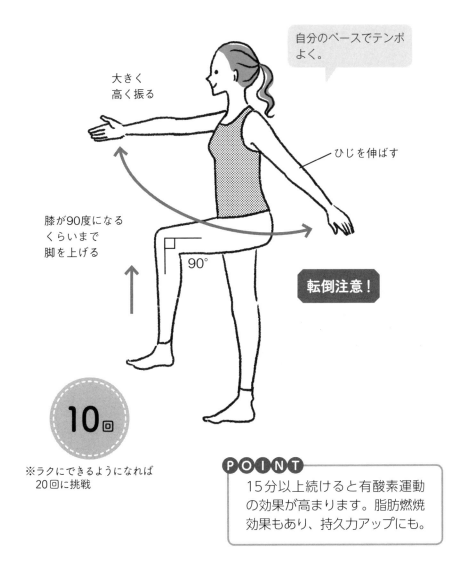

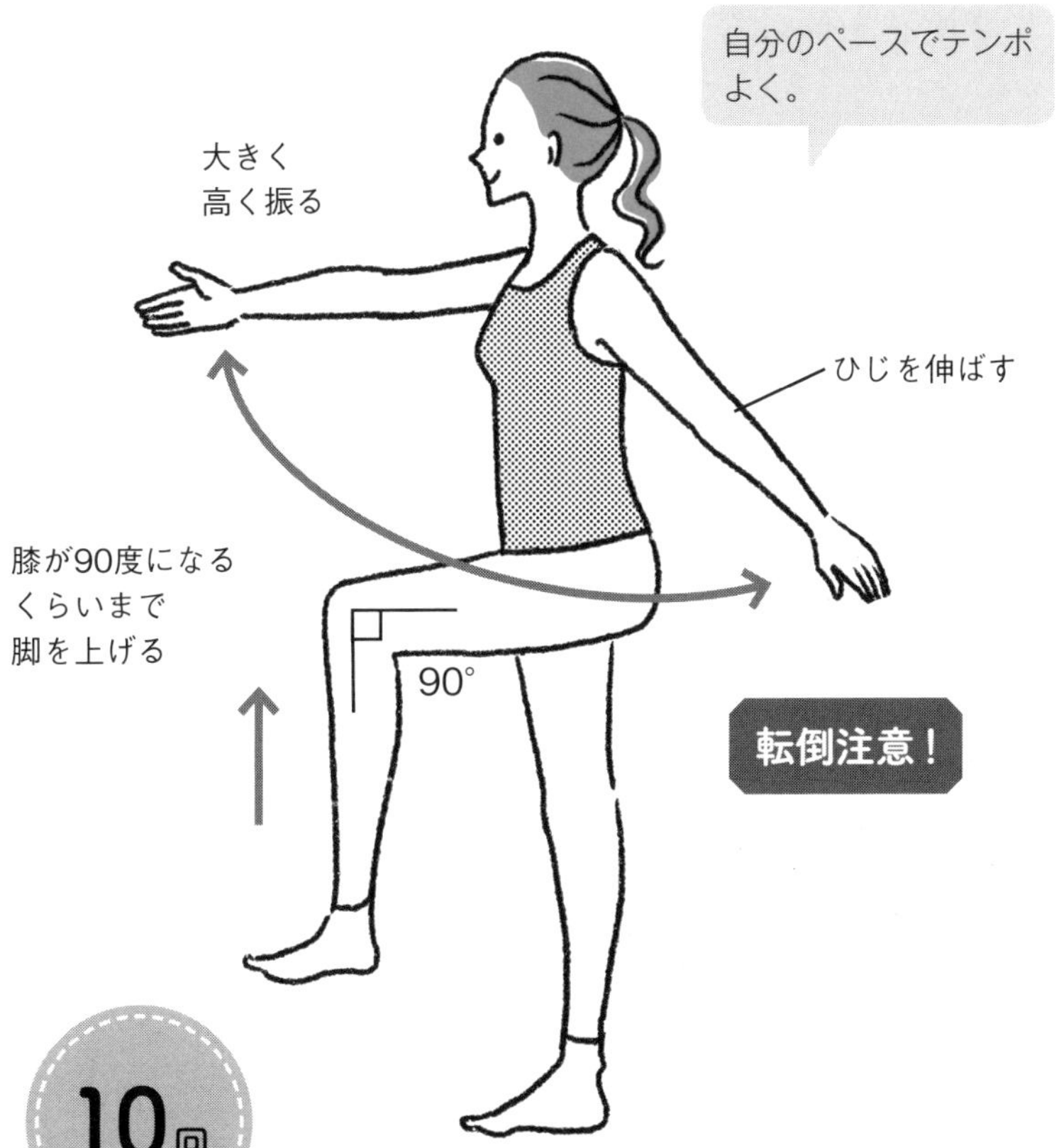
自分のペースでテンポよく。
大きく
高く振る
ひじを伸ばす
膝が90度になる
くらいまで
脚を上げる
90°
転倒注意！

10回

※ラクにできるようになれば
20回に挑戦

POINT
15分以上続けると有酸素運動の効果が高まります。脂肪燃焼効果もあり、持久力アップにも。

片足立ち

下半身の筋力とバランス能力のチェックに。
長時間キープを目指します。

1 足を肩幅にひらき、あごを引いて胸を張り、背すじを伸ばして立つ。

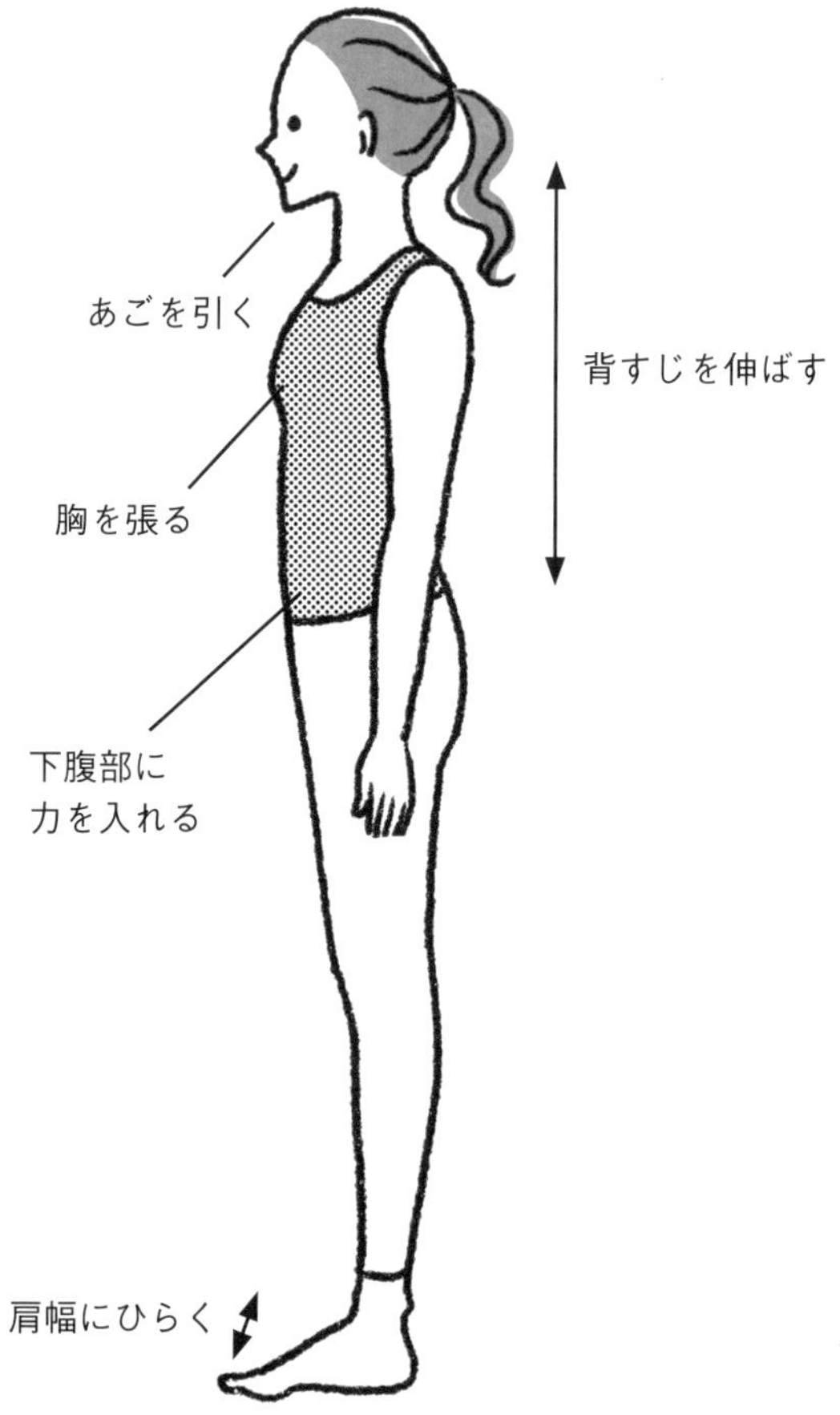

あごを引く
背すじを伸ばす
胸を張る
下腹部に
力を入れる
肩幅にひらく

2　片足で立つ。

1分間

反対側も同様に

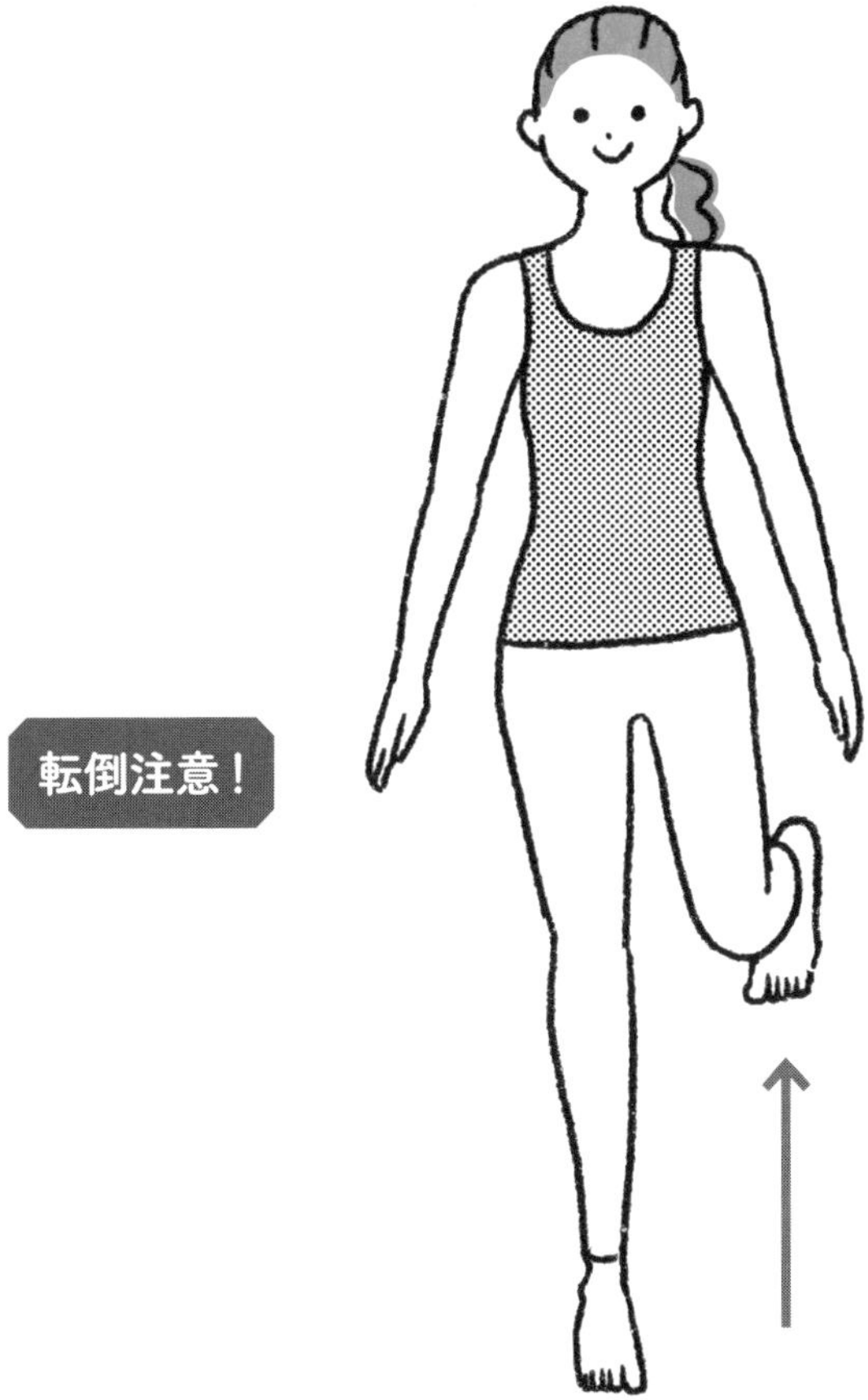

POINT

目標の目安は1分間。運動機能やバランス感覚向上のセルフチェックとして、毎日のトレーニングの最後に行ないましょう。

「ながら」筋トレもおすすめです

朝や夕方、夜のまとまった時間に準備運動からバランス運動までを全部行なうのもいいですが、1つ2つピックアップして、ちょっと空いた時間に運動するのもいいと思います。テレビを見ながら、あるいは家事をしながら、ちょっとした合間を見つけて、「ながら」筋トレをぜひ。

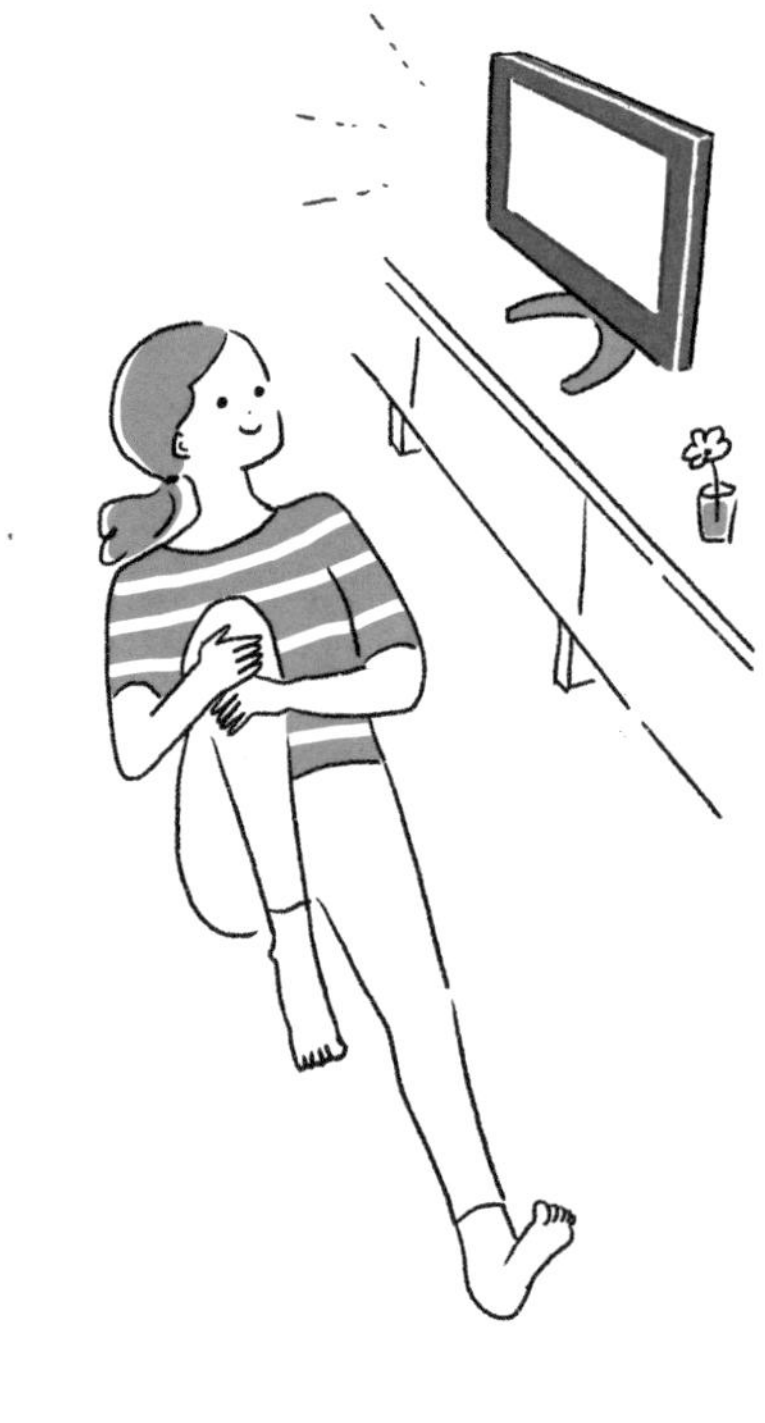

第4章

筋力を低下させない日常生活のヒント

日常的な運動量を保つ

歩数ではなく1日の活動量を増やしたい

せっかく筋トレをして筋肉が増強しても、使わなければ筋肉量や筋力は維持できません。また、筋トレだけをしていればいいというものでもありません。筋トレで鍛えた筋肉を生かし、日々の生活の中で活動の幅を広げ、運動量を増やしたいものです。

運動量の目安としてよく挙げられるのが、1日に8千~1万歩以上歩くこと。数字だけ見ると大変です。これだけの歩数を歩こうとすれば、どれだけの距離を歩かなければならないでしょう。

実はこれ、ウォーキングでこれだけの歩数を歩きましょう、というものではないのです。

筋トレやウォーキングなどの運動をしない、あなたの1日の行動を思い浮かべてみてください。朝起きて、ベッドから洗面所やトイレへと移動します。キッチンでの食事づくりの間も、こまごまと動くことが多いでしょう。掃除や洗濯をすれば、家の中だけでもけっこう歩き回りますね。そこに買い物が加わります。戸建てであれば階段の上り下りという負荷がプラスされます。家事はハードワークなのです。

仕事をしている人なら、通勤や社内外での移動のために歩きます。ウォーキングを日課にしている人なら……。

１日の行動をトータルに見れば、多くの人がかなりの歩数を歩いていることがわかります。８千～１万歩という数字は歩数の目安ではなく、１日の活動量の目安と考えてもらえばいいと思います。朝起きて歩数計をつけ、夜寝る前に歩数をチェックし、記録しておきましょう。

そして日常生活の中でできるだけ動くようにする。立つ、座る、歩くの基本動作も、「背すじを伸ばす」「腹筋やお尻に力を入れる」「前かがみにならない」など姿勢に気をつけて行なうようにする。そうして日常的に運動量、活動量を保ち、何歳になっても丈夫な筋肉と筋力維持を目指しましょう。

正しい姿勢を身につける

正しく立つためには腹筋の力が必要

筋肉の力がついて姿勢を保てるようになったら、つねに正しい姿勢を意識するようにしましょう。猫背になったり前かがみになったりするほうがラクに感じても、それはよくない姿勢です。

姿勢が悪いままでは筋トレの効果も上がりませんし、腰や膝をはじめ体のあちこちにあらわれる痛みのもとになります。また、姿勢を維持する筋肉は呼吸も助けています。ですから姿勢が悪いと呼吸にまで影響が及んで、呼吸が浅くなってしまうのです。すると体内に酸素が供給されにくくなり、新陳代謝を低下させたり、疲労物質の蓄積を招いたりすることに。その結果、疲れがたまりやすくなり、さまざまな不調の原因にもつながってしまうのです。

正しい姿勢で立てているかを確認する方法があります。壁に背をつけて立ち、次の項目をチェックしてみましょう。

◆後頭部、お尻、かかとを壁につけて立つ

◆両方の肩甲骨を全体的に壁につける

◆腰と壁のすき間は手のひら１枚分

これが「正しい立ち姿勢」の条件。背骨のS字カーブが自然な反り方をしている証しです。ただ、この「正しい立ち姿勢」ができる人は少数です。肩甲骨全体を壁につけようとすると胸を張らないとできず、胸を張ろうとすると腰も同時に反ってしまうからです。

腰の反りすぎは腰痛のもとです。腰の反りをほどよく保つためには、腹筋に力を入れることが必要になります。

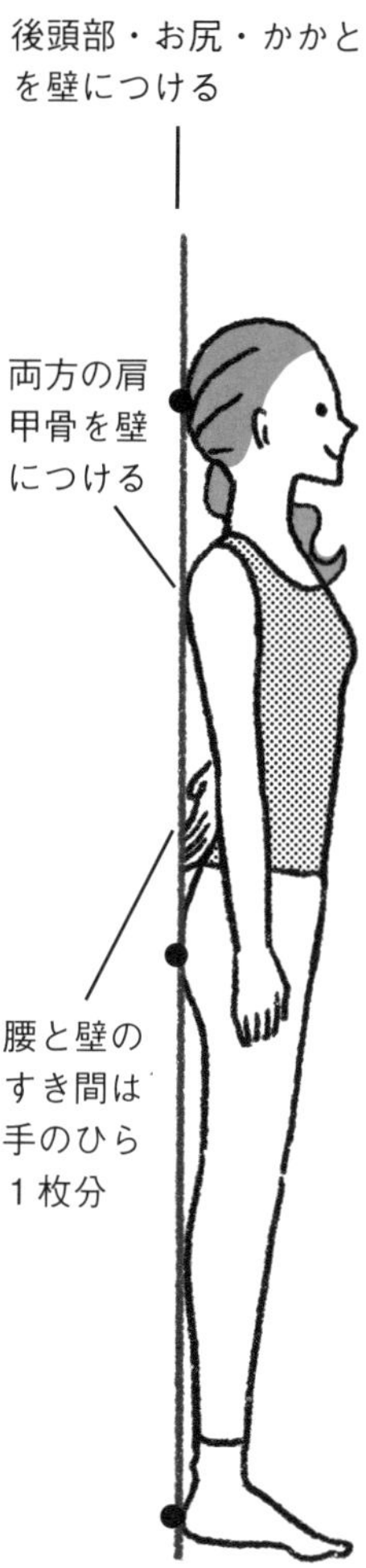
後頭部・お尻・かかとを壁につける
両方の肩甲骨を壁につける
腰と壁のすき間は手のひら１枚分

座るときにも正しい姿勢を

座っているときの姿勢も大切です。立ったときと座っているときを比べると、腰の部分の背骨にある椎間板に加わる内圧は座っているほうが高いという研究結果があります。座ったまま前傾すると、さらに高まるとされます。

デスクワークなどで長時間座り続けている人に腰痛が多いのは、これが原因。座り続けることで椎間板の内圧が高まり、パソコン作業などで前傾姿勢を取ることが増えれば、さらに高まってしまうからです。

また、軽い人で4キログラム、重い人だと10キログラムにもなる頭を支えるために、首には大きな負担がかかります。座っているときにも、前かがみになることはできるだけ避けたいものです。

スマートフォンやタブレットを操作することが増え、知らず知らずのうちに前かがみになっている人が多いと思います。気づいたらそのつど、腰から上をまっすぐに伸ばすようにしてください。立っていても座っていても、頭が必ず「腰の真上」にくる姿勢です。

正しい立ち姿勢・座り姿勢

イラストを参考にして、普段から自分の姿勢を意識。正しい姿勢を習慣づけるようにしていきましょう。

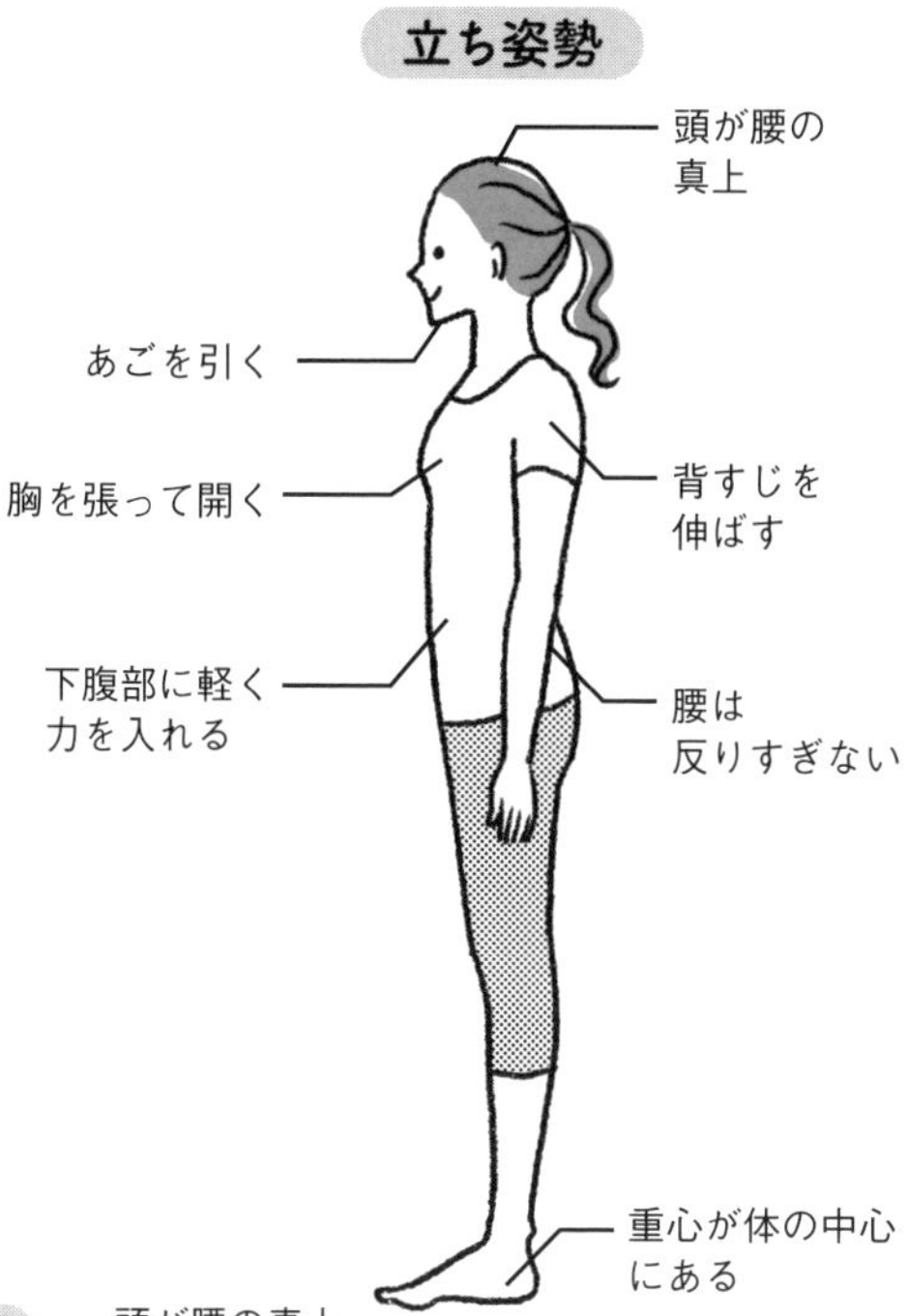
立ち姿勢
頭が腰の真上
あごを引く
胸を張って開く
背すじを伸ばす
下腹部に軽く力を入れる
腰は反りすぎない
重心が体の中心にある

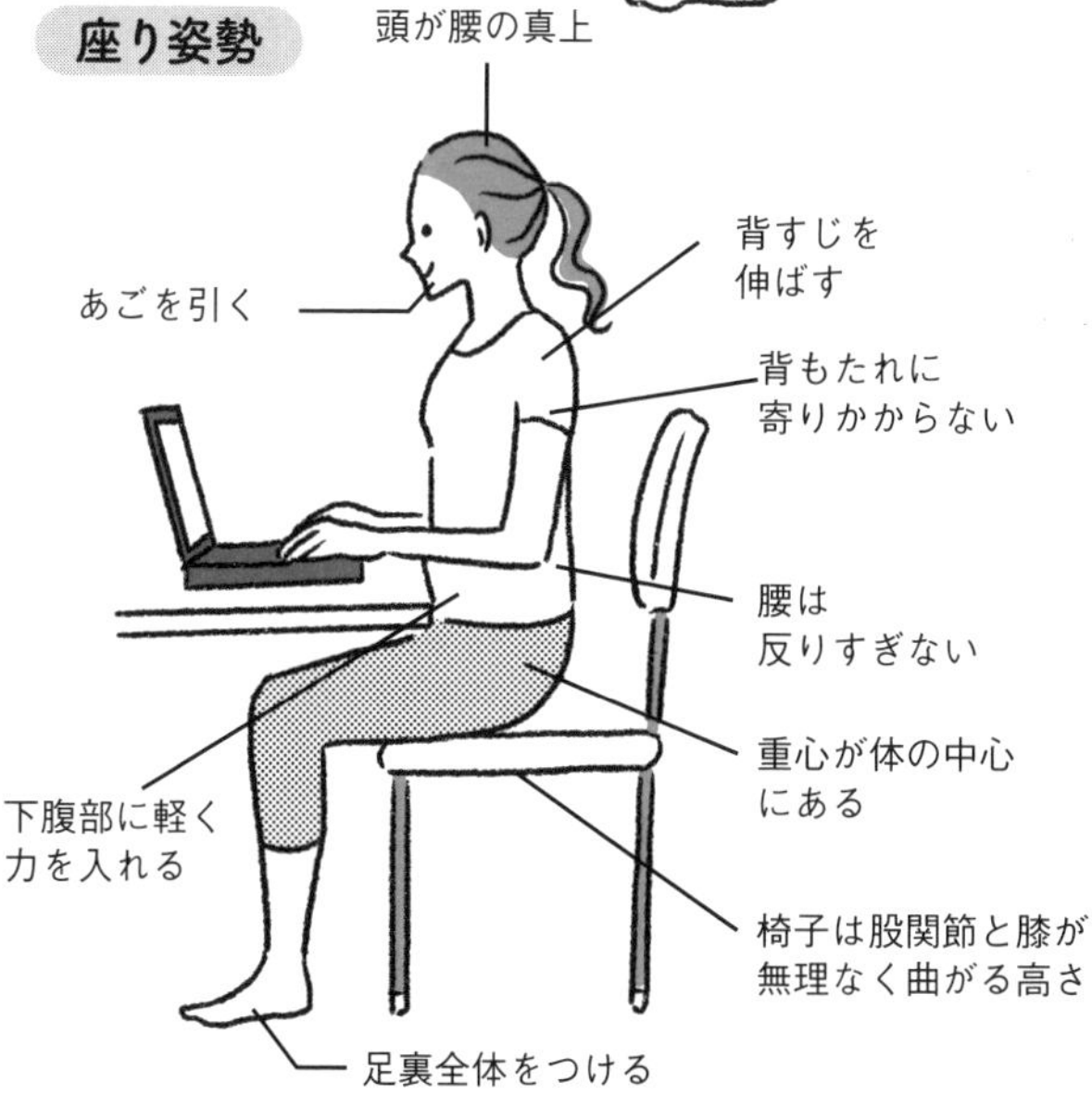
座り姿勢
頭が腰の真上
あごを引く
背すじを伸ばす
背もたれに寄りかからない
腰は反りすぎない
重心が体の中心にある
下腹部に軽く力を入れる
椅子は股関節と膝が無理なく曲がる高さ
足裏全体をつける

食生活でも筋肉を鍛える

まずはタンパク質をしっかり摂りましょう

筋肉を増強するためには、タンパク質の摂取が重要です。タンパク質は体内で分解されてアミノ酸になり、これが筋肉の源になります。なかでも体内で合成されることのない9種の必須アミノ酸を含む食品は、積極的に摂っていきたいものです。

そもそもタンパク質は、筋肉はもちろん血液や骨、皮膚や内臓などの材料になるもので、人の体にとって不可欠な栄養素です。ところが、シニア世代ではとくにこの重要なタンパク質が不足しがち。筋肉のためはもちろんですが、生活習慣病予防のためにも、「高タンパク・低脂肪」を基本に据えます。鶏肉や卵、大豆製品など、脂質が少なく高タンパクな食品をしっかり摂りましょう。

タンパク質は運動後に摂取するのがおすすめです。アスリートがトレーニング後にプロテインを飲むのは、トレーニングで使った筋肉を補修・増強するのが目的。夕食でタンパク質を多く含んだ献立をと考えるなら、夕方に筋トレをすることが理想です。しかし、実際の日常生活ではなかなか難しいので、1日3食をとおしてバランスよく摂取できる献立を考えるといいでしょう。

朝、筋トレをして、タンパク質やカルシウムたっぷりの朝食を摂るというのもいいですね。

カルシウムやビタミン類も忘れずに

タンパク質と同様にカルシウムとビタミン類も不足しがちで、丈夫な筋肉や骨を育てるために、こちらも意識して摂りたい栄養素です。

ビタミンはA、D、E、Kが大切です。「アーデック」と覚えるといいでしょう。なかでも骨をつくるビタミンDやKは重要。筋トレで健康な日常生活を実践するためには、筋肉だけではなく骨も丈夫にしなければいけません。

骨も筋肉も、つねに破壊と合成をくりかえしながらつくられていくのですが、とくに女性の場合、閉経後には古い骨が壊されること（骨吸収）が多くなり、骨をつくる働き（骨形成）が追いつかなくなる。そうして骨粗しょう症になってしまうのを防ぐためにも、ビタミンD、Kは積極的に摂るべき栄養素なのです。

もちろんカルシウムの重要性はいうまでもありませんね。これは乳製品などから摂っていくようにしましょう。

いずれの栄養素も、食品から摂取していきます。サプリメントなどから摂る必要はありません。栄養バランスを考えた献立を毎日3食きちんと摂って、ほどよく運動して、しっかり休む。そんな生活リズムをつくっていきたいものです。

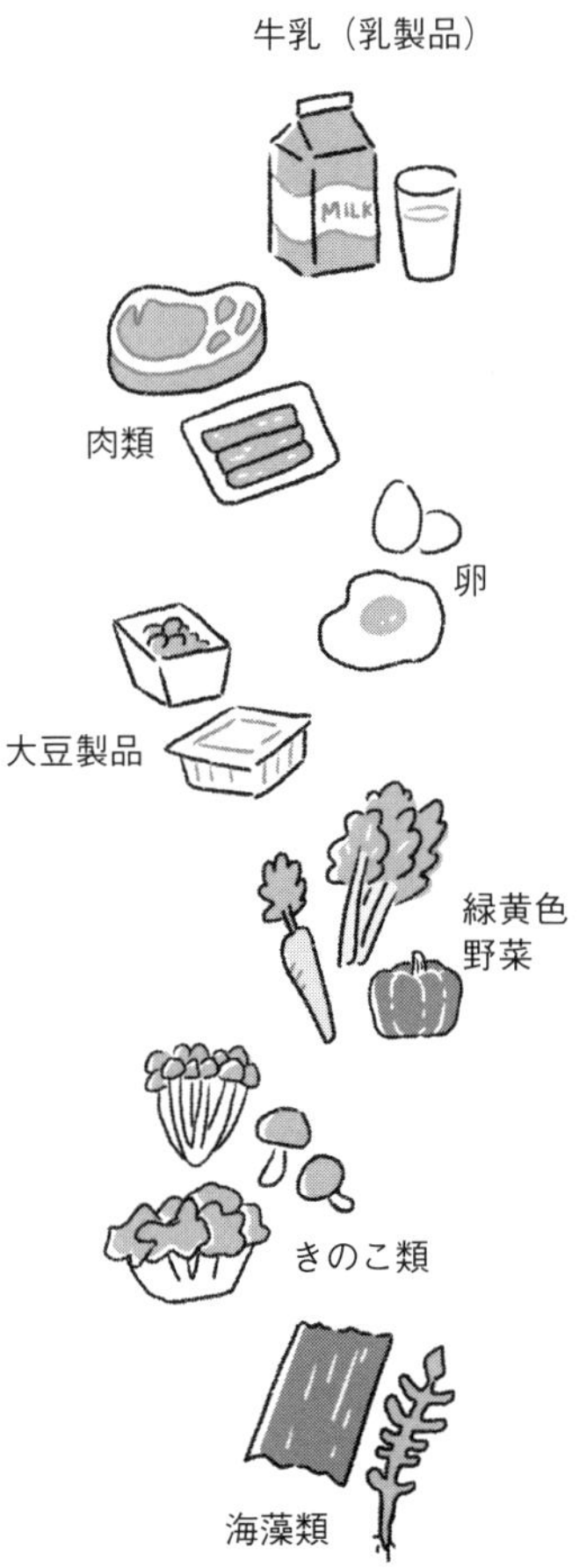

牛乳（乳製品）
MILK
肉類
卵
大豆製品
緑黄色
野菜
きのこ類
海藻類

睡眠や休息をしっかり取って

筋肉は寝ている間に修復される

筋肉を鍛えて増強させるために、大きくかかわる成長ホルモン。この成長ホルモンは、加齢とともに少なくなるものの、歳をとっても産生されます。そして最も多く分泌されるのが、眠っている間です。

成長ホルモンは、筋トレなどの運動をしてダメージを受けた筋肉を補修し、回復させてくれます。壊れた古い組織の代わりに、新しい組織が生まれてくるのです。

睡眠をしっかり取るために、寝る直前には筋トレなどの運動をしないほうがいいと思います。興奮して、かえって寝られなくなるかもしれません。

高齢になると、眠りが浅かったり、継続して睡眠を取れなかったりする方もいらっしゃるかと思います。そうした場合は、横になっているだけでも大丈夫です。眠っていなくても、横になって休んでいるだけで成長ホルモンが分泌され、筋肉は修復されていきます。

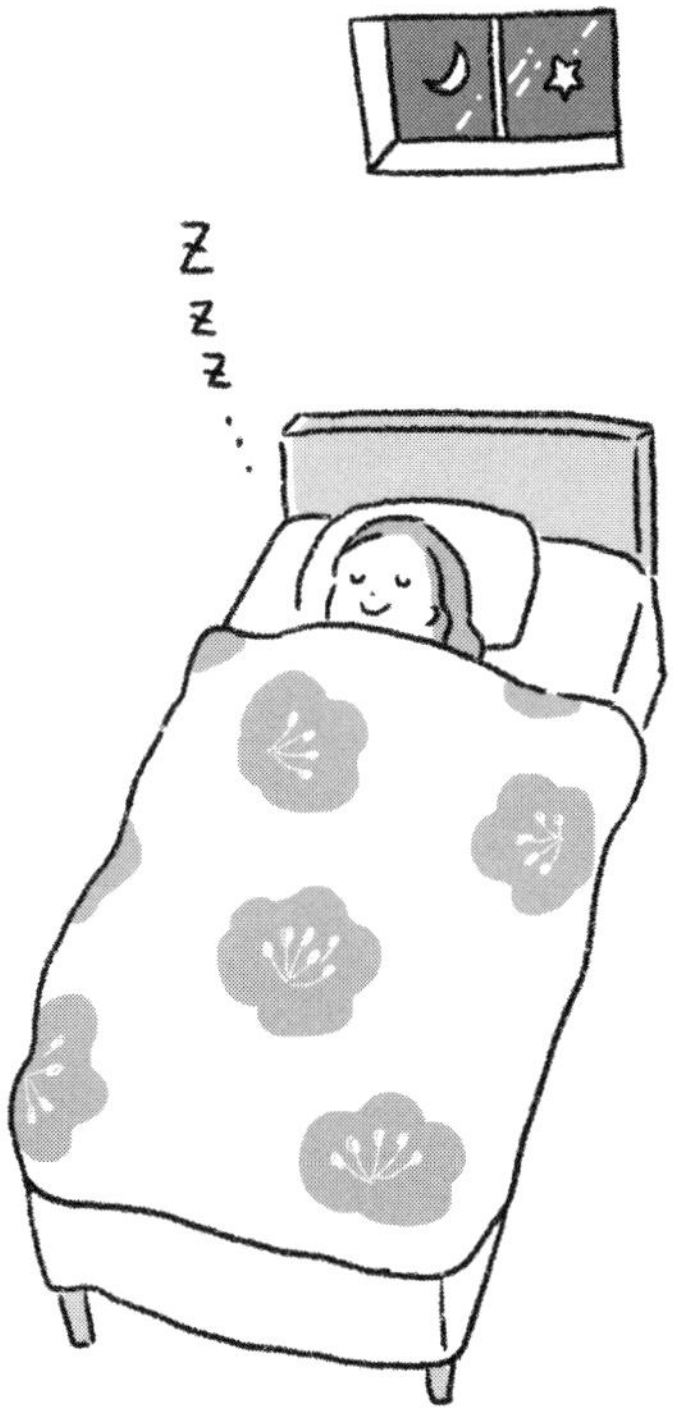

運動の記録をつけましょう

楽しみながら続けるために「記録表」を

本書で紹介した「寝たまま筋トレ」は、高齢の方にも無理なく長く続けていただけるよう、筋肉への負荷が比較的小さなものが中心になっています。しかし、運動を続けることで筋肉はきちんと丈夫になっていくはずです。

もちろん「続けること」が一番難しいという方もいらっしゃるでしょう。そんな方には「記録」をつけることをおすすめします。

「記録表」に、その日に行なった運動や、感じたことなどを書き込みます。毎日書き続けると、変化に気づきやすくなります。できなかったことができるようになったりすると、達成感を得やすくなるでしょう。

次ページに「記録表」の例を掲載しています。この表をコピーして書き込んだり、専用のノートをつくったりして毎日の健康管理に役立ててください。

記録表

記入例　※○…違和感なくできた　△…少し違和感がある　×…苦しい

日付	9/15 （火）	/ （　）	/ （　）	/ （　）	/ （　）	/ （　）	/ （　）	/ （　）
体重 （体脂肪率）	58kg (26.7%)	kg (　%)	kg (　%)	kg (　%)	kg (　%)	kg (　%)	kg (　%)	kg (　%)
血圧	121／82	／	／	／	／	／	／	／
歩数	6843歩							
体伸ばし	○							
体倒し	○							
体ひねり	○							
太もも 伸ばし								
上体伸ばし								
お尻伸ばし	○							
脚上げ	△							
腹筋	△							
背中反らし								
太もも上げ	○							
横向き 太もも上げ								
腕の 上げ下ろし	○							
自転車こぎ								
四つ這い 運動	○							
もも上げ 足踏み								
片足立ち	○							
備考	腹筋STEP 2まで できた。							

おわりに

いわゆる中高年層とひとくくりにされて、抵抗感はあるものの、近頃は体力的にちょっと文句を言えないなぁ。段差ともいえない段差によくつまずくし、階段の上り下りは手すりがないとちょっとつらい。筋力の衰えを明らかに感じる今日この頃――。

本書を手に取ってくださったのは、そんな方々でしょうか。

確かに、加齢とともに筋肉量は減り、筋肉の力は衰えていきます。ただし、それは何もしなければ、ということです。

一方で、習慣として運動を続けている人は、高齢になっても体力を維持向上できることも明らかです。

筋肉というのは使わないと衰えますが、刺激を与えれば強く大きくなります。スピードは若い人に比べればゆっくりかもしれませんが、高齢になっても筋肉を増強することができます。

ですから毎日少しずつ、無理をすることなく、できる範囲の運動を続けてみてください。ラクにできるようになれば、もう少し強い負荷をかけてみましょう。そうしたくりかえしを気長に続けることで、持久力もついていくはずです。

けっして無理はしない、痛みを感じたりつらいと思うことはしない、筋肉痛が出たらその日の筋トレは休む。本書で何度もお話ししていますが、それぐらいゆるいやり方で大丈夫です。頑張りすぎるとしんどくなって長続きしないので、「楽しみながら」をまず一番の目標に置いてください。

そして筋トレだけでなく、毎日の家事や仕事やお出掛けなど、日常的な活動を元気よく行なうよう心がけてください。

安全に、気軽に、無理なく行なえる「寝たまま筋トレ」をきっかけに、みなさんの生活の中に運動を習慣づけることができれば、と期待しています。

本書が、元気で活動的な日常生活を実践し、健康寿命を延ばすための一助になれば幸いです。

藤縄 理

【参考文献】

『姿勢と体幹の科学』監修／藤縄 理、高﨑博司（新星出版社）
『ガチガチの肩・首・背中がほぐれる　肩甲骨10秒ストレッチ』藤縄 理（ＰＨＰ研究所）
『みるみるすっきり体型に！ 肩甲骨はがし』監修／藤縄 理（宝島社）
『がんこなコリが一気に消える！ 肩甲骨はがし』監修／藤縄 理（宝島社）

〈著者略歴〉
藤縄 理（ふじなわ・おさむ）

医学博士。福井医療大学保健医療学部リハビリテーション学科教授。
1976年、武蔵工業大学（現東京都市大学）卒業。80年、国立犀潟療養所附属リハビリテーション学院理学療法学科卒業、理学療法士免許を取得。米国ピッツバーグ大学大学院修士課程修了、新潟大学大学院医歯学総合研究科生体機能調節医学専攻博士課程修了。著書に『運動・からだ図解　筋と骨格の触診術の基本』（マイナビ出版）、『ガチガチの肩・首・背中がほぐれる 肩甲骨10秒ストレッチ』『ツラい動作がラクになる！疲れない筋肉の使いかた』（PHP研究所）、監修書に『姿勢と体幹の科学』（新星出版社）など多数。

編集協力　瀬川景子
本文イラスト　ふじいふみか
装幀デザイン　岡西幸平（カンカク）
本文デザイン・組版　朝日メディアインターナショナル株式会社

丸い背中がピンと伸びる！　一生歩ける「寝たまま筋トレ」

2020年10月1日　第1版第1刷発行
2023年9月12日　第1版第5刷発行

著　者　藤縄　理
発行者　村上雅基
発行所　株式会社PHP研究所
京都本部　〒601-8411　京都市南区西九条北ノ内町11
〔内容のお問い合わせは〕暮らしデザイン出版部 ☎075-681-8732
〔購入のお問い合わせは〕普　及　グ　ル　ー　プ ☎075-681-8818
印刷所　株式会社光邦
製本所　東京美術紙工協業組合

ISBN978-4-569-84791-7